大展好書　好書大展
品嘗好書　冠群可期

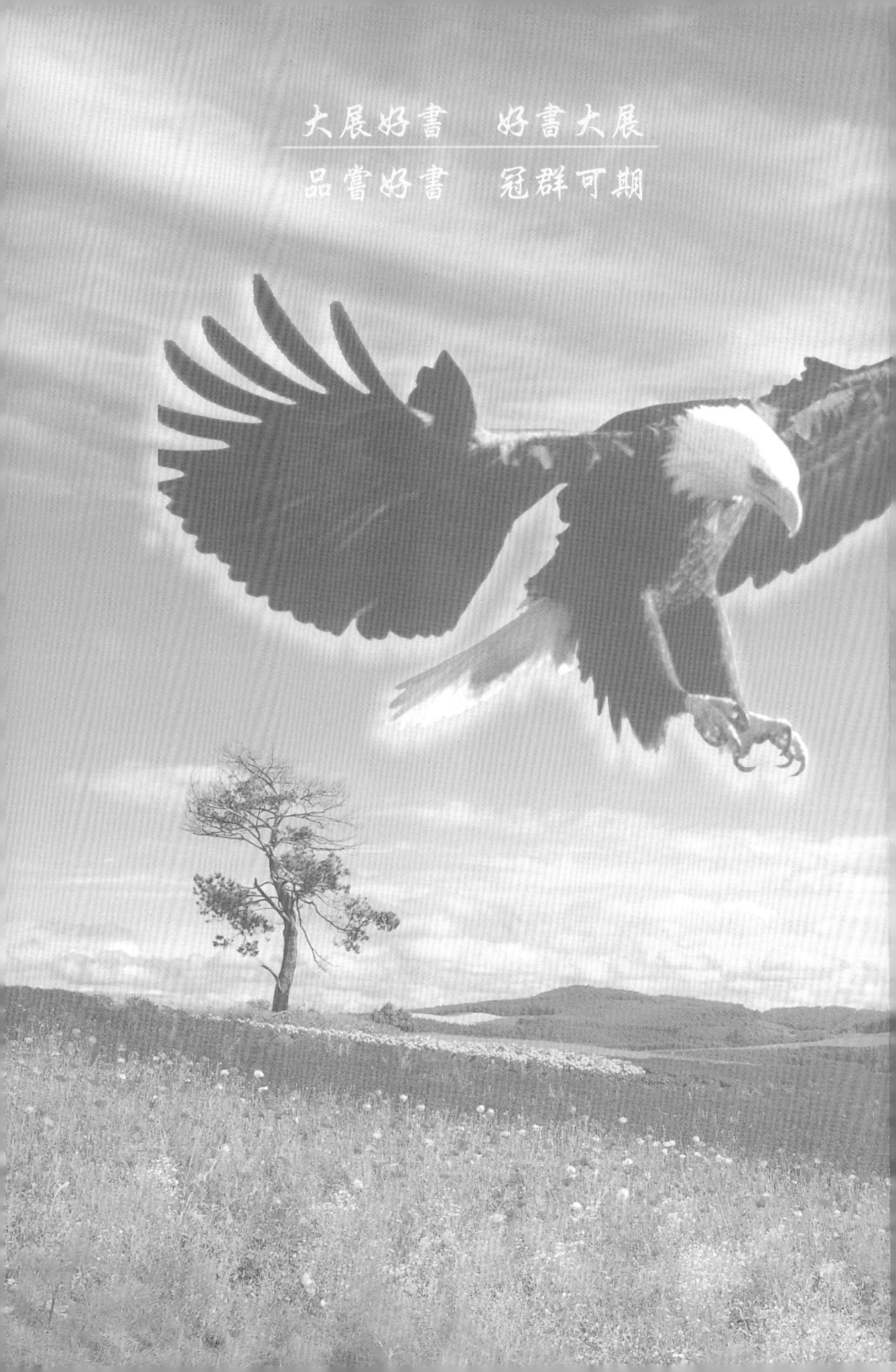
大展好書　好書大展
品嘗好書　冠群可期

元氣系列 16

維他命健康法

李 辰 主編

大展出版社有限公司

序言

近年來，維他命的浪潮洶湧，世界各學者紛紛起而研究，然而，在其背後卻隱藏著今日醫學、藥學無法解釋的魔力。

過去癌症是絕症，但是，今日可利用維他命治療。雖然，醫療費用逐日高漲，慢性病卻隨著增加，可知醫學並非萬能。

醫學和藥學本具有扼止外來性疾病——傳染病的作用，可是，如今山珍海味可說垂手可得，超市的食品琳琅滿目，但由於生活步調匆促，外食的機會增多了，導致營養紊亂，又因為生活忙碌，使得飲食生活不規律等種種因素引起的成人病，不是醫藥之學所能診治的。

成人病並非傳染病，因此，藥物無力根治，唯有攝取維他命，方能積極預防或治療此種疾病。

維他命與維他命劑同是不安定物質，體內吸收緩慢，然而，二者性質有異，維他命劑乃食物經由化學步驟提煉而成為誘導體，一旦進入體內即可識別出來，因此，病患宜選用維他命劑以代替藥品，一般人則攝取自然維他命為佳。

從現在起，不妨補給適合體質的天然維他命，以預防疾病，創造健康的人生。

此外，有些人認為單仰賴日常飲食，維他命的攝取量仍嫌不足，譬如，腳氣病、壞血病就是維他命缺乏症，然而，新營養學出現後，擬定天然維他命標準量漸增，具有醫療的效用。

亦即少量可以預防，大量能夠治療疾病，伸縮性極強，因此，現代歐美人士（尤其是美國）除了飲食外，都另外再補充天然維他命。

最近研究者發現，癌症與缺乏維他命有關，肥胖是營養不足起因的，又維他命能影響智商高低。

文明愈進步，人類身心愈不健全，美國就是明顯的例子，我國亦有此傾向。本書的用意，在於希望讀者能理解控制人體生理機能的維他命的作用，以及透過食物攝取維他命的方法。只要一天攝取三十種以上的食品，加以組合、調理，絕對不虞維他命與礦物質的缺乏，因壓力而消耗的維他命也能充分地予以補充。

目錄

第二章 維他命具預防及治療癌症功效

第三章 維他命療法使成人病不再可怕

第四章 維他命能增強體力提高工作效率

第五章　維他命具美容養顏功效

第六章 維他命可使下一代更聰明

第七章 維他命能提高運動效果

第一章

維他命與身體健康

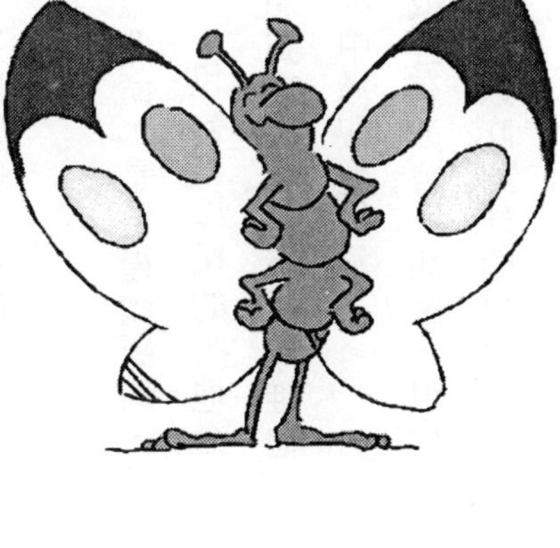

一、缺乏維他命會減短壽命

1. 只靠食物無法使禮內養分均衡

現在是維他命的時代，如果社會上都能夠真正了解維他命的效用，而普遍愛用維他命，的確是件可喜的事，但很遺憾的，現代人只是好玩，隨便強調維他命的效用，並非真正了解維他命的各種用途。

但無論如何，熱潮仍是熱潮，一般人能高度關心維他命，是值得欣慰的。

一談及維他命，試問您首先想到的是什麼?譬如，包含在檸檬的維他命C，或者是想到包含在肝臟的維他命A，通常總是聯想到經由食物來攝取維他命，而且常會有一種不正確的觀念，以為維他命由食物中攝取就足夠了。

事實上，僅憑食物，人體中的維他命絕對不夠。或許有人會反問說，現代的生活水準普遍提高，各種各樣的食物琳琅滿目，到處可以吃到好的東西，怎麼會不夠呢？但希望大家了解：現代食物的品質跟以前食物的品質不同，別忘了，事實終究是事實。

以我們的主食——米為例，糙米含有很多的維他命B群，但現在除了一部分喜歡吃自然食品的人外，大部分的人都喜歡食用精製的白米，白米是糙米除掉米糠和胚芽而成的，已經喪失掉了最重要的維他命群，因此，縱然攝取再多的白米，也無法攝取到維他命。

2. 室內栽培的蔬菜缺乏維他命

蔬菜類是維他命的寶庫，但我們應該特別注意到，目前的栽培方法跟以前有所不同，目前市場販賣的蔬菜，很多是屬於室內栽培的，跟過去陸地栽培的蔬菜，其維他命的含量，有顯著的減少。

總而言之，我們現在的飲食生活提高，卡路里的量已足夠，但維他命或礦物質却很缺乏，可說是過著營養失調的生活。希望大家能夠明白：自然食物加工愈精細，維他命和礦物質的量就愈少。

相反的，就食物工業方面的企業理論而言，自然食物加工的愈精細，愈會賺錢，因此，我們食用的人必須具有自我防衛的知識。

自我防衛方法的第一步是，儘量避免吃加工食品，多攝取自然食品，自然食品的維他命或礦物質未被破壞掉，又含有促進排便的纖維，有益身體。

歐美人士通常食用加工食品，因此，容易導致便秘，甚至罹患大腸癌而死；相反的，非洲未開發的人們，他們吃大自然生長的果實、穀類，所以跟大腸癌無緣。由此可知，天然食品的好處。

糖尿病也是相同道理，幾十年前，每天過著粗食淡飯的人，聽說幾乎沒有人感染此病；然而，隨著科學的昌明，物質高度成長，糖尿病的罹患率遽增，推究其原因，是加工食品的氾濫。

3. 壓力會消耗掉體內的維他命

那麼，只要攝取天然食品就行嗎？其實不然，因為「目前並非只是飲食習慣的改變，連圍繞在我們四周的生活環境也都發生了變化」。

①水質問題

以前的自然水可以生喝。現在的自來水，經過氯的殺菌、消毒作用，維他命被破壞無遺，且可能含有致癌物質，及混合工廠排出的廢水，因此，和自然水相差甚巨。

②空氣污染的問題

特別需要注意，汽車排出的廢氣中含有鉛，根據美國某資料顯示，居住在大都市交叉口附近的人，比其他地區的居民，肺癌罹患高出六倍。

此外，還有鎘，是因汽車輪胎的磨滅而產生出來的氣體，它會直接影響人體的健康。

③壓力的問題

現代的社會，緊張忙碌，競爭劇烈，導致每個人心頭的壓力倍增。因為層層的壓力而睡不著覺、焦急、不安，甚至產生不快感。

飲食生活的改變，水、空氣、壓力等問題的出現，且錯綜在一起，任憑您吃再多的天然食品，也無法解決它們所帶給身體的困擾。

二、維他命可以解救您的生命

1. 一天必須攝取的維他命

人類強調了維他命的重要性。維他命不足，可能會引起身體的各種疾病。

美國醫學界提出「成人病是飲食生活不正常所引起的，目前並沒有特效藥。但有一種補救的辦法是：配合症狀來提煉營養素（尤其是維他命和礦物質）的精製品」，這份報告，受到廣泛人們的承認。

一天攝取五十mg的維他命C，不會患壞血病，亦即不會因缺乏維他命C而死亡；如果一天攝取到二千IU（國際單位）的維他命A，就不會感染夜盲症，但這些僅止於預防，坦白講，過著緊張繁忙生活的現代人，只憑上述微薄的「量」，仍無法保持健康。那麼，到底需要多少的維他命才夠呢？

下表是維他命的總類別及年齡別、攝取量，供各位參考。

兒童的維他命補給

營養表＼年齡別	新生兒～6個月	6個月～1歲	1歲～3歲	4歲～6歲	7歲～10歲	11歲～18歲	大人
維他命A	1000IU	2000IU	2000IU	3000IU	4000IU	5000IU	10000IU以上
維他命B_1	0.3mg	0.5mg	0.6mg	0.7mg	1.0mg	5mg	100mg以上
維他命B_2	0.3mg	0.5mg	0.6mg	0.7mg	1.0mg	5mg	100mg以上
維他命B_6	0.3mg	0.5mg	0.6mg	0.7mg	1.0mg	5mg	100mg以上
維他命B_{12}	0.5μg	1μg	1.5μg	2μg	3μg	5μg	10μg以上
維他命C	30mg	40mg	50mg	50mg	100mg	500mg	500mg以上
班多生酸	2mg	3mg	5mg	10mg	10mg	20mg	30mg以上
維他命E	2IU	3IU	5IU	6IU	50IU	100IU	200IU以上
葉酸	30μg	40μg	50μg	50μg	100μg	300μg	500μg以上
煙草酸	3mg	5mg	7mg	8mg	10mg	25mg	30mg

美國諾貝爾得獎者波寧博士發表的「維他命和癌」、「維他命C和感冒」的報告中，可知大量攝取維他命可以預防疾病、治療疾病，可產生積極的藥理效果。

2. 維他命是保護健康的自然營養食品

我們一旦想要攝取維他命時，自然會考慮到底選擇服用維他命或維他命劑？維他命是百分之百的天然食物，維他命劑算是藥，必須提高吸收率，才能提高它的效用，它是由天然維他命濃縮成的或附上誘導體等成品製造出來的。例如：「合利他命」比天然的維他命B_1，多十倍以上的吸收率，但此藥必須在症狀嚴重，急欲恢復健康時方能使用。

維他命劑是人工製品，攝取過多，對身體有害，因此，生病時，症狀輕微，不要服用維他命劑，吃維他命即可，症狀嚴重的患者，當進入恢復期時，馬上改吃維他命較好。為了避免再度感染疾病，或希望永保健康，就不可忽視維他命。

此外，因維他命劑是藥，在製造前，需要獲得衛生署的許可，例如，限制維他命劑只能到一百ＩＵ，相反的，維他命是營養食品，所以，當製造維他命E時，可以自由選擇二百ＩＵ或三百ＩＵ……等高單位量，因為維他命劑是藥，其濃度比維他命高，也比較有效所以才有此限制。

運動選手、打高爾夫球的人，經常會閃到腰。這是因為採取中腰的姿勢，突然伸直腰時，支撐背骨的一部分脫節，腰部的肌肉扭擰所造成的。要加以預防，平常就要充分保持肌肉和腰的柔軟性。

肌肉僵硬最大原因是血液缺氧和乳酸積存。

能夠迅速處理肌肉中的乳酸的，是包括維他命B_1在內的維他命B群。此外，為了讓乳酸在燃燒過程中完全分解為水和二氧化碳，每天要飲用含有檸檬酸的黑醋。

肉食的人和酒、砂糖攝取過多，會造成乳酸積存，因此，有腰痛症狀的人要避免攝取這些物質。

維他命A對於保護黏膜具有重要作用。一旦缺乏，皮膚或血管、口腔、消化管內的黏膜就會喪失柔軟性，造成黏膜受損，引起發炎症狀。

伴隨壓力而產生的胃潰瘍、十二指腸潰瘍，以及疱疹的潰瘍、發炎等症狀，要加以治療時，最重要的就是蔬菜中的維他命A。

此外，高麗菜中所含的維他命C，具有強力修復破壞黏膜細胞的作用。所以，承受壓力的人，多吃富含維他命A的蔬菜很有效。

用眼睛工作的人比一般人消耗更多的維他命A，所以，攝取量要比常人增加三成左右。長時間處於匱乏狀態，不但易患潰瘍，也會造成視力減退，容易感冒，或皮膚粗糙。

3. 提高免疫力趕走疾病

根據最近的研究發現，人類所具備的免疫能力，能夠創造對癌症的抵抗力，具有非常重要的作用。雖然它不能徹底擊潰癌症，但即使已經出現癌腫瘤，只要能夠提高對癌的免疫能力，過著強壯身體的生活（減少壓力、睡眠充足、多吃能增強免疫力的食物，吃得正確等），就能抑制癌細胞增殖，與癌症共同生存。

簡單地說，免疫系統就好像警察一樣，會不斷地在身體各處巡邏，逐一調查每個細胞，一旦發現癌化的不良細胞，就加以破壞。

免疫系統的作用大致分為兩種。

最初的作用是由免疫球蛋白進行的。我們稱為抗體的免疫球蛋白，一旦發現與體內正常細胞不同，由體外入侵的不良細胞或病原體（如感冒病菌等）或癌化細胞，本身就會與其結合，劃上要將其破壞的記號。

在癌化細胞或不良細胞被劃上破壞記號以後，白血球和淋巴球等噬菌細胞在體內巡邏的過程中，一旦發現這些記號，就會藉著噬菌細胞對壞蛋進行攻擊破壞。

大量攝取維他命C之所以能預防癌症或感冒，就是因為當血液中含有充分的維他命C時，體內淋巴球的功能會趨於旺盛，噬菌作用增強的緣故。

從免疫力的立場來說明，癌症和感冒實際上是屬於同種類的疾病。當提高免疫力這種身體的防禦能力時，自然就能很有技巧地趕走感冒，在不讓癌細胞增殖的情況下與其共存。

過去用來對抗癌症的外科療法、放射線療法、化學療法，都是強力攻擊癌細胞的西洋醫學，而免疫療法則是藉著增強原本即存在於體內的噬菌作用，增加生命本身的自然治癒能力，這才是比較接近中國醫學。

對抗癌症的外科療法和放射線療法，在殺死癌細胞的同時，也會減弱正常細胞中淋巴球的功能，因此，很容易罹患感冒或因流行性病毒而引起細菌感染症、合併症。

這麼一來，癌細胞雖然得以縮小，患者卻仍然難逃一死。

給予大量維他命C對抗癌細胞，直到維他命C在血液中達到飽和狀態為止，藉以增強噬菌作用的想法，這樣才合乎道理。

身體的免疫能力是中國醫學視為人體生命力的能力，只要藉著增強對抗癌症免疫能力的生活法，也就是預防感冒的生活法，就能獲得真正的健康。換言之，對抗癌症並沒有什麼特殊的生活法或飲食法，增強本身的免疫能力才是最重要的。

而光是攝取維他命C，其他方面如飲食失衡、睡眠不足、經常過著壓力積存的生活，一樣無法提高免疫力。

在飲食方面，能夠促進淋巴球功能活性化的食物，包括亞油酸、γ—亞麻酸、鋅、吡哆醇（維他命B群之一）、β胡蘿蔔素等。這些物質的重要性，目前已逐漸引起世人的注意。

隨著科學的進步，我們漸漸明白到，食物中的各種維他命、礦物質或超微量礦物質有任何一種極端缺乏時，就會降低噬菌能力及人體內的免疫能力。

所以，大量攝取維他命C能夠有效對抗癌症的說法，只不過是針對以往化學療法、放射線療法、外科療法等將癌細胞視為敵人加以攻擊的方法，轉為運用對抗癌症的飲食和生活法，而創造與癌細胞共存的生命力、免疫力的一種構想轉換而已。

例如，多吃含β胡蘿蔔素的食物，在對抗癌症方面具有延命效果的事實，乃是經由研究發現它具有與維他命C相同的效果而延伸出來的。

有關維他命C劑與癌症的關係，絕對不能以一比一的方式來探討。認為維他命C能夠預防癌症就大量服用，並不是聰明的做法。

容易感冒或感冒時期拖得很久的人，一次感冒甚至拖上一年半載的人，即表示其身體的免疫力異常減弱，因此，一旦有感冒病菌進入，噬菌作用就無法順利發揮功能。在這種情況下，千萬不可認為只是小感冒而掉以輕心。另外，持續服用抗生物質的作法，也有商榷的必要。

使用抗生物質固然能暫時殺死細菌，卻會使本身所具備的免疫力或淋巴球的噬菌能力顯著受損，這一點絕對不容忽視。

「我的體質，可適應藥效，所以，當感冒或宿醉時，只要服下藥，就很快痊癒，不需要吃維他命。」

持這種說法的人，可能不少，然而，藥並非自然食物，當它進入到人體時，會產生異和感的累積，最後會導致過敏症狀的形態，引發拒否反應。人體的構造，如果產生毛病時，偶爾服用藥物，不會意識到有副作用存在，但長期下來，重度的副作用，會在不知不覺中一併發作，急性脊髓視神經，可說是最好的例子。

此外，多種藥品混合一起服用，也會發生問題，外行人以為A、B二種藥一起喝下去，會有1＋1＝2，或是1＋1＝3的效果，是期待相乘效果的樂觀論者。的確，有些藥有這種效果，但卻是微乎其微，一般而言，複數使用時，藥和藥會發生反作用，比單獨使用所發生的副作用比率還高。

西洋醫學到今天為止，仍採用對症下藥的治療方法，即發病後，始能成為醫療的對象，但癌症病人，當病發時，症狀已經進行至嚴重地步，甚至是病入膏肓，這可能是早期，受環境或鬱悶的影響，以及營養缺乏的問題等錯綜複雜的絞在一塊，所導致的結果。

想除掉那些複雜的因素，開下藥方，不如鼓勵他們攝取維他命或礦物質等自然營養品，紓解他們已經感染病痛的身心，才是最好的辦法。由於維他命或礦物質的大量攝取，可以高度發揮人體本來具備的自然治癒能力，以恢復健康的身體。

我們應該明白，攝取營養均衡的食物，固然很好，但卻不能恢復已經被侵蝕的身體。

如前所述，我們的飲食生活與昔日不同，水受到污染，終日暴露在廢氣中，隨時受到層層壓力的侵襲，再加上，有些人喜歡甜食，每天吸收多量糖分，以致喪失了很多的維他命B群、C群，又有些人愛喝酒，在沉迷於酒精的快感時，維他命B群或C群逐漸消失。

簡言之，現代人不能缺少維他命。所謂健康是指肉體、心、幹勁三者皆臻於健全。但願各位能夠聽取忠告，每天準確的攝取維他命，以維護肉體、心、幹勁等的健康，達到真正幸福的人生。

第二章

維他命具預防及治療癌症功效

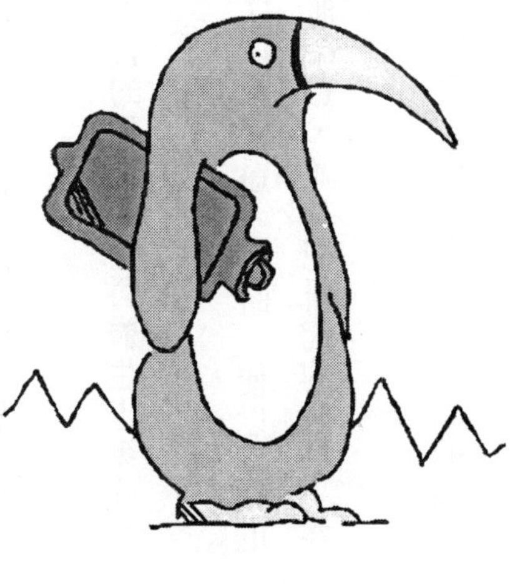

一、維他命C可以治癒癌症

1. 癌不算是絕症

現代醫學發達，可是在人們的腦海裡，總認為癌症是治不好的疾病，事實上，在癌症的治療研究上，已漸現曙光，醫學界發現，維他命可醫治癌症，其中以維他命C最引人注意。

跟波寧博士共同編著《癌和維他命》這本書的蘇格蘭外科醫生卡麥隆博士，被認為是研究「癌症和維他命C」的先驅者。

從一九七一年十一月開始，當他在黎賓醫院擔任外科主任時，便以末期的癌症患者為對象，每天給與他們十公克的維他命C，並且把研究的成果，在一九七六年十一月中發表出來。

根據這份報告顯示，同樣是末期的癌症患者，服用過維他命C的病人

（五百人以上），平均生存日是二一〇天，未曾被投與維他命C的患者（約一千人），平均生存日只有五十天，換句話說，每天喝十公克維他命C比未給與維他命C的病患，多生存四、二倍的日數。

末期癌症患者，他們的淋巴內臟已開始惡化，外科手術已經無法挽救其垂危的生命，化學療法或放射線療法也無法減輕他們的疼痛，多數的醫生判斷，認為不可能再接受任何療法，然而，這些人只靠維他命的幫助，就能生存，可說是劃時代的一大發現。

從卡麥隆博士的報告中，再提出一個數字給各位參考，沒有服用維他命C的末期癌症患者，大部分在一年內會死亡，且一千人中只有三人有生存的可能性，然而，服維他命C的末期癌症患者中，有一六％能夠生存一年以上，不但如此，曾服用維他命的末期患者，可減輕激烈的疼痛，服用麻醉藥的次數，也比較少。可知，維他命C有多種效用。

當一九七八年，正值卡麥隆博士和波寧博士在黎賓醫院時，他們整理所有的資料。發表「生命的延長力可提到七．七倍」，並且又說：「人們對於維他命C可治療癌症的作用，愈來愈具信心。」

2.維他命C有破壞癌細胞的效果

維他命C抗癌的作用之一，可以破壞致癌物質，致癌物質數量眾多，其中以硝基胺最利害，我們或許很少聽到這個名詞，它就是食物中的二級胺，在胃中和亞硝酸混合，而產生癌細胞，維他命C具有阻止它們合成的能力。

維他命C又有控制癌細胞繁殖的能力。維他命C是細胞與細胞的結合，不可缺乏的物質，因此，攝取充分，可以鞏固細胞的構成分子，以便牢牢圍住癌細胞，阻止他們再擴散。

維他命C也有增加人體免疫機構的作用。一般人都知道，癌患者病狀的好轉，跟淋巴球新生速度息息相關。所以，要增加淋巴球的新生速度、強化人體自然免疫機構，必須大量吸收維他命C。

一般人都使用抗癌劑治療癌症，但抗癌劑毒性很強，會導致身體的免疫力喪失，所以，服用抗癌劑後，萬一不幸舊病復發，會變得比以前更嚴重。

相反的，維他命C可以補強人類與生俱來的免疫力，而且不會產生副作用，同時，可防止再度發病，可說是效果非常高的東西。

維他命C擁有抗濾過性病原體的作用，可當抗癌藥品。維他命C在體內，有促進濾過性病原的抑制因子生產，這種抑制因子的效果，相當於抗濾過性病原體的抑制因子。

還有，維他命C有使惡性細胞轉成良性細胞的作用。換言之，只要充分攝取維他命C，細胞會慢慢恢復精神，自然可控制癌細胞。

給予末期癌症患者大量的維他命C，有延長壽命的效果，而且可減輕其痛苦。這可能是腦中的疼痛中樞，在氧化狀態時，馬上利用維他命的抗氧化作用來還原，使疼痛減弱，不過，這種構造至今未被證實。

維他命C除有治療的作用外，也可防止癌症的發作，那麼，每天到底要攝取多少的維他命C才夠呢？

最起碼需要三公克，試想想看，我們的飲食生活或所處的生活環境，可說是終日置身在致癌物質中，為了排解毒素，攝取三公克是必須的。

二、維他命A可用來治癒肺癌

1.愛抽菸者更不能缺少維他命A

目前，並不十分清楚癌症病因，一般認為可能是末期的營養缺乏症。癌是人體細胞發生異常，細胞構造更動的問題，跟體內營養素含量有關，其實跟心臟病或高血壓的症狀相似，都是因長久以來，所攝取的營養品中質或量的不均衡所引起的疾病，所以，我主張用維他命預防癌，是有所憑據的。

前面說過，維他命C對預防癌症有效。但我們更應該注重均衡的飲食，不只是攝取單一的維他命，必須食用多種維他命，才能維護健康，因此，除了維他命C外，也不可忘記維他命A的吸收。

講到維他命A和癌的關係，以挪威魯其洛庫博士的「維他命缺乏和肺癌的研究」最著名。

魯其洛庫博士先對約八千位男士的抽菸情況和飲食內容，做了詳細的資料，五年後，實行追蹤調查，結果發現有三十八個人患了肺癌，原因是：菸癮很大，且維他命A攝取量過少。

五十多年前，日本國立營養研究所藤卷良知博士，把動物實驗的結果，發表了「老鼠如果缺乏維他命A，會感染上皮細胞癌，而且容易患胃癌」，可是在當時他得不到世界各國（包括日本）學者的回響。直到一九六七年，美國國立癌研究所，刊出了「維他命A，可以抑制肺癌的發生」，藤卷良知博士先驅性的業績才被肯定。

維他命A除了對成長、視覺、維持生殖機能有所幫助外，同時，能促進覆蓋在消化器、呼吸器、泌尿器、生殖器上的黏膜性上皮組織的分化，以及擁有分泌黏液的生理作用，因此，維他命A不夠時，上皮組織紊亂，細胞分化異常且缺乏黏泌來滋潤，是癌症狀的前兆。

所以，我們還是要注意維他命A的吸收，雖然維他命C可以恢復黏膜的原狀，以消除癌症的前兆，但由動物實驗中發現，維他命A可以治好發生在黏膜的初期癌症狀。

維他命A跟維他命C不同之處，維他命C過多時，不會產生副作用；但維他命A過多時，若是急性，有頭痛、嘔吐、下痢等症狀，慢性則會引起手腳疼痛、骨骼變形、脫毛、發疹等現象，因此，每天攝取一千～二萬五千ＩＵ（就可預防癌症）即可，超過這個量應該小心。

2. 音或光會劇烈消耗維他命A

現代人生活中不可或缺的電視、隨身聽等器材，長時間觀賞或收聽，會大量奪取維他命B_1、B_6、煙酸（維他命B群之一）。此外，使用眼睛會促使維他命A快速消耗。

根據實驗，光使用眼睛就會消耗維他命A。當連續四小時固定給予老鼠相同的物理壓力時，會引起維他命A缺乏症，使老鼠的交感神經錯亂。

其結果是無法適應壓力。附帶一提，這項實驗是由日本名古屋大學的水谷、中野兩位先生所主持的。

因此，當人類在極端缺乏維他命A的情況下，又接受到光的刺激，極端缺乏維他命B群的情況下，又接受到音的刺激時，會發生什麼情形，各位可想而知。

三、維他命E可防止自由基的形成

一提及癌，必須先考慮到自由基（free radicals），或許有人看到這句話，會感到奇妙，事實上，它是指：在化合時，由於某種因素的滲入，所產生的不安定中間體。

自由基有時帶有毒性，會破壞細胞，傷害DNA或RNA的構造，引起突然「變異」。

總之，它是人體的剋星，如果自由基繼續不斷的被製造，逐漸擴大細胞的異常化，就會引起癌症。

致癌物質或過氧化脂肪是製造自由基的物質，相反的，維他命C是抑制自由基形成的物質。我們的人體約由六十兆個細胞所構成，其間細胞膜是以「必須脂肪酸」、「亞麻仁油酸」為材料。亞麻仁油酸不太安定，容易氧化，容易變成有害的過氧化脂質。人體如果缺乏維他命E時，過氧化脂質會不斷的增加。

所以，必須適當的攝取維他命E，成人每天最好吸收二百IU的量。維他命E含有修護組織的作用，人類很早就知道利用維他命E治療炎症，在國外也有出售含維他命E的傷藥，因此，當組織被破壞時，如炎症、潰瘍、癌等，我們可以利用維他命E治療。

關於維他命E的防癌效果，美國克里蘭臨床研究財團辛巴卡博士等人的實驗很著名，他們對人體的白血球做了調查，發現白血球中的染色體吸取維他命E，就可保護受傷的細胞，避免導致癌的情況。

同時，辛巴卡博士認為，維他命E可節省體內抗癌礦物質硒的消耗量，提升硒的功用，亦即維他命E，增進了硒的防癌效果。

四、具有時代性防癌效果的硒

1. 在美國硒的粉末被當做防癌品出售

數年前，美國人已知道硒（Selenium）擁有劃時代性的防癌效果，因此，硒的粉末，在市面上被出售。

硒研究的推進者修巴魯斯博士，曾在癌發生率很高的地方或較低的地區，進行過硒含有率的調查，發現了一項有趣的結果。

亦即，美國發癌率最低的南達科他州，土地含硒眾多，該州住民平均血液中含硒濃度為〇．二五六ＰＰＭ，相反的，發癌率最高的俄亥俄州，土地中含硒量最少，居民平均血液中硒濃度只占〇．一五七ＰＰＭ。

事實上，癌發生率和居民血液中硒濃度關係密切，請各位查看，辛巴卡博士發表的研究報告。

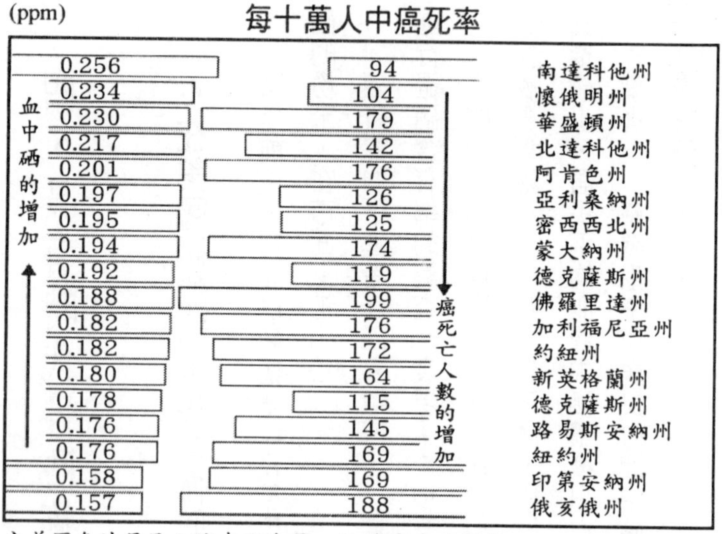

每十萬人中癌死率

血中硒的增加	癌死亡人數的增加	
0.256	94	南達科他州
0.234	104	懷俄明州
0.230	179	華盛頓州
0.217	142	北達科他州
0.201	176	阿肯色州
0.197	126	亞利桑納州
0.195	125	密西西北州
0.194	174	蒙大納州
0.192	119	德克薩斯州
0.188	199	佛羅里達州
0.182	176	加利福尼亞州
0.182	172	約紐州
0.180	164	新英格蘭州
0.178	115	德克薩斯州
0.176	145	路易斯安納州
0.176	169	紐約州
0.158	169	印第安納州
0.157	188	俄亥俄州

全美國各地居民血液中硒含量，和發癌率的關係

根據美國帕可渥達博士的研究結果，硒和維他命C、維他命E等並用，可壓制胃癌或皮膚癌的發生，在動物實驗階段有百分之九十的抑制效果，成績頗高。

前面已述說，維他命E和硒的相連性，再補充一點，即硒可增加維他命E的作用，促進生長，在動物實驗階段中發現，動物的體重增加約一六%。

此外，硒還具有生體解毒的作用，對重金屬的解毒效果更佳，可以防止鎘、水銀、鉛等在體內的破壞行動，對於經常遭公害的侵襲，生活在恐怖中的現代人而言，硒的確是必需品。

硒藉由防止自由基的形成，以保護免疫系統。硒與維他命Ｅ協力幫助抗體的製造和維持心臟健康。胰臟功能及組織的彈性都需要硒微量元素。

前面說過，維他命Ｅ的抗氧化作用很重要；硒也潛在抗氧化功能，並且比維他命的作用強五十倍，由這一點可證實，硒有預防癌症的效用。

硒跟氧化酵素的反應有關，會影響心臟或循環系統，因此，微量的硒，也可以預防心肌梗塞或高血壓，且能治療關節炎或神經痛。癌症與心臟疾病都與缺乏硒有關。

2. 硒的來源

廣濶的大地是硒的主要來源，然而，在科技日漸昌明的現代，豐沃的土壤受農藥和化學肥料的侵蝕，硒已瀕臨死亡狀態，為了預防癌，我們只得有意識的攝取硒，按研究者的指示，一天最好能夠攝取五十～一百ＭＩＧ，攝取過重，恐怕會有副作用，這一點應特別注意。

硒視土壤的成分，可能見於肉類和穀物中。也可見於巴西核果、啤酒酵母、小麥胚芽、未加工穀粉、糙米、乳製品、肝、雞肉、綠花椰菜、大蒜、洋蔥、鮭魚、鮪魚等。

五、攝取維他命B群可有效預防癌

1. 罹患腳氣病的年輕人增加

維他命是食品，所以，千萬別偏重一、二種，應該均衡的攝取，效果更好，然而，預防癌除了各種維他命以外，更需要多攝取維他命B群。

維他命B_1是保持人體新陳代謝正常，不可缺乏的東西，它可使體液中的PH值呈現弱鹼性，在檢查癌患者時，發現很多病人體液中的PH值很低，屬於酸性，如果能多攝取維他命B_1，自然可恢復體液中的PH值。

由於維他命B群缺乏，罹患多發性神經症（腳氣）的年輕人日益增加。究其原因，主要是吃了太多白米、白麵包、速食麵所致。這些食品去除了含豐富維他命B_1等B群的胚芽成分。換言之，國人已在不知不覺間養成偏食的習慣。

喜歡吃白米、白麵包、速食麵的人，或者蔬菜攝取量較少的人，過著單身生活的年輕人，罹患怪病的機率相當高，可說是現代社會裡一個不可思議的現象。

根據調查顯示，罹患多發性神經症，也就是腳氣的患者，主要是因為蔬菜、胚芽、蛋白質攝取不足而導致維他命缺乏所引起的。

腳氣的症狀包括雙腳浮腫、發麻、血壓下降、心臟出現雜音、判斷力遲鈍、心悸亢進等，很容易被誤認為疑難雜症。另一方面，罹患潛在性腳氣的患者正與日俱增。

西德某個地區因為受到美國駐軍的影響，居民的飲食以白麵包為主，結果該地區孩童因維他命B_1不足而出現智商減退的現象。這是德國大學教授布爾姆於一九七七年所指出的事實。

除此以外，維他命B_1缺乏也會造成體力、氣力減退。

目前的情形是，年輕的單身族和學生，普遍有維他命B_1攝取不足的現象。

2. 米、麥中含有豐富的維他命B_2

維他命B_2可阻止過氧化脂質的形成。同時，維他命B_2對致癌性的煤塔系色素——紅色二號等有效，並且可預防肝臟癌。

在皮膚科系列的疾病當中，維他命B_2是處方箋內最常出現的物質。長時間罹患感冒或因壓力導致胃潰瘍時，B_2的吸收不良，此時消費量相對地增加，因而造成B_2缺乏的現象。

包括口角炎、口內炎在內，當出現舌炎、鼻炎、咽喉頭炎、皮膚炎及視力減退等症狀時，就必須懷疑可能是B_2缺乏。

食品中啤酒酵母含有豐富的維他命B_2，米和小麥中也含有。糙米和白米的B_2含量並沒有很大的差距，以B_1來說，糙米的含量為精白米的四倍以上，但B_2的差距則只有二倍而已，此為其特徵。

至於麥方面，含量比米稍多一些，其中又以無精白小麥含量較多。而由燕麥作成的燕麥片中，也含有豐富的維他命B_2。

3. B_{12}和C混合使用可抑制癌細胞增殖

當維他命B_6不足時，體內的免疫系統薄弱，對癌的抵抗力自然而然降低，亦即維他命B_6是抗癌不可少的物質。

維他命B_6可維持神經系統和大腦的正常功能，而控制細胞分裂和生長的RNA（核醣核酸）及DNA（去氧核醣核酸）等遺傳物質合成也不可缺乏維他命B_6。它活化多種酵素，並輔助B_{12}的吸收、免疫系統的功能和抗體的產生。

維他命B_{12}幫助細胞形成和維持細胞的生命，也預防神經受損、維持生育力、促進正常的生長和發育。由於它主要含在動物性的來源，素食者更需補充B_{12}。

由於DNA等的基因，發生異常變化，而導致癌細胞在體內繁殖。當體內的維他命B_{12}不夠時，基因或血液中血紅素的合成以及蛋白質的代謝等都無法順利進行，使癌細胞有可乘之機。

關於「維他命B_{12}和維他命C混合使用，可以抑制癌細胞的增殖」，這是最新的研究報告中所發表的。

根據美國賓夕福尼亞州馬西大學癌研究所主任波依特女士的研究顯示，將維他命B_{12}和維他命C（以一比二的數量），注射入致癌老鼠的體內，結果癌細胞停止了蔓延。又在發癌的老鼠實驗階段上發現，投與維他命B_{12}和維他命C的老鼠，能夠延長壽命。

同時，培養癌細胞的實驗中，也得到同樣結論。此外，維他命B_{12}和維他命C除了抑制癌細胞外，不會損害身體健康，大家可以放心食用，由此，也可以肯定維他命B_{12}的抗癌性。

那麼，關於維他命B群，成人一天的基準量到底多少呢？B_2、B_6一天各攝取一百毫克以上，B_{12}一天攝取十毫克以上，最恰當。任何人都不敢大膽的宣稱自己免疫力很強，永遠不會受癌症侵襲，因此，無論如何希望各位能遵照上述的規定量，多攝取維他命。

六、避免感染胃癌應注意事項

1. 配合體內生物時鐘的飲食預防成人病

一天所需的營養素如果不變，那麼，分成幾餐吃完和一餐吃完應該沒有什麼差別，這種假設對嗎？很遺憾的，只有會冬眠的熊或蛇才符合這種假設，人類則不。

因此，想要達到有效率的營養攝取，每個飲食都要注重質量，減少熱量、脂肪的攝取，才是理想的飲食。一個簡單的方法就是量少種類多。

例如，與其單吃高麗菜，不如和其他蔬菜一併攝取，才能取得均衡的營養。同樣是煮羊栖菜，可以加入豆腐、胡蘿蔔、豌豆、油炸豆腐、蛤仔等，雜燴比單煮來得好。

這樣，利用一盤菜就能全部攝取到維他命A、B、C、D、E。

菜色多樣化，才能達到氨基酸的平衡，較容易轉換為蛋白質，同時也能取得維他命、礦物質、纖維等的平衡，使內臟功能順暢進行。

尤其是肝功能，要藉飲食加以保護。同時，胰島素過多或過少的不良胰臟功能，也可以藉著維他命、礦物質的微量營養素質的調整，而恢復正常。

各位知道生物時鐘嗎？

在人體內，每天都有定時的生活規律。由副腎荷爾蒙和自律神經的功能完成這個規律，白天，自律神經中的交感神經佔優勢，晚上，則是副交感神經佔優勢。

因此，在胃液和其他消化液活動旺盛的日間，多吃點營養的東西，到了夜間，吃得少些或不吃。食物由胃消化，至少需要四個小時，因此，睡前四小時最好不要吃東西。這樣才能使身體輕鬆，壓力不會堆積，也才能達到安眠的條件。

2. 攝取具抗發炎作用的深綠色蔬菜治療胃潰瘍

蔬菜含較多纖維，被視為不好消化的食物，因此，也有醫師建議胃潰瘍患者不要攝食蔬菜。不過，由於纖維在胃內停留的時間很短，因此，不必過於在意。

充分攝取深綠色蔬菜，再加上高麗菜、蘋果打成的果菜汁，藉著蔬菜中所含有的維他命、礦物質發揮抗炎症劑的作用．就能治療潰瘍的傷口。

為了治療潰瘍，關鍵在於維他命，因此，多吃深綠色蔬菜是很重要的。日常飲食生活無法攝取蔬菜的人，可以將麥綠素粉（將大麥的新芽磨成粉）溶於水中飲用，也很有效。

麥綠素的維他命C含量為菠菜的三十三倍，胡蘿蔔素為菠菜的六倍，而且葉綠素很多，具有很好的造血作用，對於傷口、發炎症狀也有效。

3. 胃酸減少的老年期飲食

年輕時體力、氣力充實，很能吃東西，但是隨著年齡漸增，胃功能變差，甚至胃酸分泌大量減少。無酸性的人所佔的比例，二十幾歲時為百分之五點三，到了六十歲時，增加七倍為百分之三十五。

不只是胃酸，連蛋白分解酵素的分泌也減少了。這是攝取肉類會消化不良的原因。胃酸減少不只是蛋白質的消化能力減退而已。

連維他命B群、鐵、鈣的吸收也變得很差。這些微量的維他命、礦物質一旦缺乏之時，新細胞的形成也會減慢，在可能的範圍內，必須盡量使胃酸分泌。

梅乾會使血壓上升，常被認為不良食品，但是，飯前來一把低鹽梅乾，能促進胃酸分泌。胃酸分泌良好再來進餐，消化、吸收、食慾都會好很多。

一個人用餐心情低落，胃酸分泌不良，但是，多人一起吃飯時，因為氣氛愉快，所以胃酸分泌良好，食慾也比較好。

梅乾含有豐富的鐵分，能使鐵分吸收良好。

隨著年齡增長，包括湯汁在內，每天攝取的水分不宜太多。水喝太多了晚上會一直起來上廁所，無法安眠。此外，水分也會稀釋胃酸，使得營養吸收不良。

隨著年齡增長，對脂肪分解有重要作用的胰液中所含的脂肪酶，也會減少。因此，要增加清淡食物，減少油膩食物的攝取。

如果想要吃油膩的沙丁魚，可以和梅乾同煮，促進胃酸分泌，同時能使恢復年輕的荷爾蒙、唾液腺素的分泌旺盛，防止老化。

4. 注意加速老化的過氧化脂質食物

車子的噪音、電動玩具、隨身聽，長時間曝露於聲音的刺激下，會造成神經持續興奮，腦中的活性氧增加，也會使過氧化脂質增加。而這些物質積存在腦中，會引起各種毛病。

活性氧是活性極強的氧，大量產生時會傷害到正常細胞，使細胞受損。含有不飽和脂肪酸的食物，在體內氧化，也會形成過氧化脂質，是老化的一個原因。

「回鍋油」中含有很多過氧化脂質。利用回鍋油來炸東西，食物中就會含有很多過氧化脂質，即使用新油來炸，過了一段時間後，還是會氧化成過氧化脂質。像泡麵或速食點心等，含有很多油脂的東西，都是危險的過氧化脂質食物。

過氧化脂質一旦積存於腦中，和動脈硬化一樣，會使血液循環不良。血液會變得容易凝固，是造成腦血栓、腦中風、蛛網膜下出血的原因。從硬化的觀點來探討老化、痴呆等問題，經過深入研究發現，氧化＝老化，因此，只要充分攝取具有抗氧化作用的維他命C、E、卵磷脂、SOD（綠葉中所含的酵素），就能抑制腦內過氧化脂質的形成，對於氧化反應也具有抑止的效果。

5. 狼吞虎嚥容易導致胃癌

一般人咀嚼的次數太少，通常五十人中，咬十～三十次的恐怕只有一個，大部分人總是狼吞虎嚥，嘴巴動不到十下，就咕嚕的送進食道，因此，到了胃部後，需要很長的消化作用。

再說，一般人的飲食中，水份太多，米飯水份約占七十～七五％，再加上喝湯，晚飯後又品嘗茶，他們的胃就像是一個膨脹到頂點的汽球，簡直是一間小貯藏室，哪是消化器。

相反的，歐美人的飲食，日常食物水份含量很少，因此，胃可以正常的分泌出胃液和胃酸，同時，也會排出脂肪分解要素和蛋白質分解要素，以便進行消化作用。所以，歐美人士很少患胃下垂或胃擴張，也幾乎沒有人感染到胃癌。

如果要避免得胃癌，必須根除囫圇吞棗的習慣，而且，一次食量不可太多，千萬別養成愛喝很熱的東西，否則，會使胃慢慢的退化，漸漸地不再分泌胃酸。從胃癌患者的檢驗中知道，他們大部分都得無酸症，所以，奉勸各位莫把胃當做貯藏食物的地方。

食物進入胃部後，會依次屯積起來，約過了三十分鐘，胃壁才開始分泌胃液，因為胃液中含有珍貴的胃酸和消化酵素，所以，當飲食的時候，水份喝得過多，會影響胃液和消化酵素的分泌，變得稀薄，自然而然影響消化作用。

此外，飯後應該休息三十分鐘，使胃液充分排出來。

有些人的確很勤快，絲毫不肯浪費一分鐘，他們吃飯的速度很快，飯後又馬上回到崗位工作，或許他們真的事業有成，然而，這樣會使得胃慢慢受損害，日積月累，自然容易染上胃病甚至胃癌，所以，希望大家還是養成飯後休息的習慣。

第三章

維他命療法使成人病不再可怕

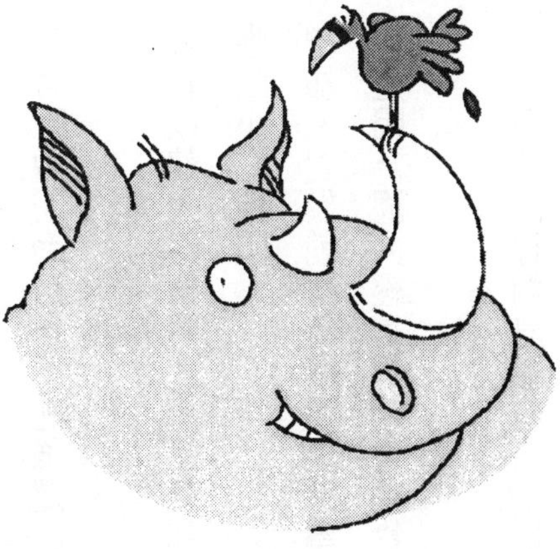

一、長期缺乏維他命會引發成人病

1. 目前西洋醫學仍無法治癒成人病

您會不會經常感到身體不舒服或者是局部疼痛等現象，如果是因為「年紀大，抵抗能力減弱了」，或者是因為「工作繁忙而有輕微的毛病」，勉強還說得過去，可是日子一久，您恐怕會患成人病。

再說，今日的飲食生活、生活環境、工作形式和以前大不相同，無論就那一項而言，都容易使人類得成人病，因此，我們應該小心預防。

疾病的種類，愈來愈複雜，治療藥也愈來愈增加。對於前些時候用偽造藥品而差點弄出命案的新聞，想必大家記憶猶新，這是因為國人經常想藉著藥物來治療疾病的結果。

靠藥物來治病的想法，開端於巴司特，他主張：只要除掉對身體有害的物質，病就會好。所以，對於各種類的病原菌或寄生蟲，都用單生物質為首的藥來治療，另外，也採用了物理化學性療法。

隨著文明的發達，糖尿病、高血壓、神經痛，胃潰瘍、肝臟病、癌症等等，有關身體本質的成人病逐漸增加，因此，過去「發現了新疾病，才研究新配方」的追逐遊戲，已經不能應付這個時代的需要。

2. 提高人類自然治癒力

追溯到古希臘時代，希波克拉底聖醫的觀念，或許可以解釋現在層出不窮的病況。

他認為，所謂疾病就是人類本身擁有的自然治癒力和身體恆常性發生紊亂，以致體力日漸減弱所造成的結果。它會形成自覺症狀，那就是病狀，可知疾病的原因只有一種。至於，維護健康的基本原理，也只有一個，那就是身體經常要保持戰鬥的姿態，以應付外界的侵襲。

根據希波克拉底的觀念，預防疾病或治療疾病，必須憑靠自然治癒力。總之，治療疾病不在於醫生，更非藥物，而在於自己。

大家都知道，精神上或肉體上的疲勞，會影響到身體的健康。當自己察覺到有感冒症狀時，必須更小心的照顧身體，避免自然治癒力發生混亂。

自然治癒力，就是可以充分調解體內異狀的能力，跟急速發動的自律神經系和緩慢發動的賀爾蒙系有關連。想要提高自然治癒力到最高度，必須注意下列幾點：

①購買食物時，要考慮是否含添加物、是否受到污染，儘量選擇加工度少的自然物。

②多做有氧運動，儘量吸收新鮮的空氣，使體內的氧能夠充足。

③不喝自來水，一定要喝開水或蒸餾水。

④經常抱著一定的目標，使心情更寬濶。

另外，加上每天攝取適度的維他命，如此，您將會永遠脫離成人病的困擾。

二、威脅生命的疾病——高血壓

1. 缺乏維他命和礦物質會引起高血壓

最近罹患高血壓的中年男性遽增，令人擔憂。如果對高血壓置之不理，有一天必然引起腦血管破裂，或是心臟的血管梗塞，危害生命極大。正值年輕力壯的人，應該定期做血壓檢查。血壓的平常值，因人種或年齡的不同而異，又因測量場所或時間的差別，所呈現出來的值會不一樣，因此，測量時心情要平靜，放鬆自己，不可太緊張。

世界衛生組織（ＷＨＯ）將血壓平常值分為四個階段，如下：

- 最高血壓不超過一百毫米，最低血壓在六十毫米以下時，稱為低血壓。
- 最高血壓不超過一三九毫米，最低血壓在八九毫米以下時，稱為平常血壓。

・最高血壓在一四〇～一五九毫米之間，最低血壓在九十～九四毫米時候，稱為境界高血壓。

・最高血壓超過一六〇毫米以上，最低血壓超過九五毫米以上時，稱為高血壓。

請問您的血壓屬於那一個階段呢？在此，有一點要強調：測量血壓時，只要其中一項（最高血壓或最低血壓）比標準還高時，就算是高血壓。

例如，最高血壓為一三〇毫米，最低血壓如果是一百毫米，很明顯的屬於高血壓；相反的，最低血壓只為八十毫米，最高血壓如果是一九五毫米，應該診斷為高血壓。

還有一項，必須做說明，即把最高血壓和心搏數合起來的判斷法，下面我們利用公式加以講解：

最高血壓×心搏數＝身體的異常性。

在美國，已經普遍的利用這種方法來診斷自己，您不妨將它視為維護健康的公式，診斷的目標如下：

・最高血壓數×心搏數，如果超過九千五百以上時，身體很可能發生異常，特別是肝臟、腎臟、動脈硬化等的毛病。

・如果在八千～九千之間，可說是正常。

・如果在八千以下，仍被認為是異常，可能是腎臟的異常，或維他命、礦物質的缺乏，或營養不良等現象。

2. 緊張會使血壓升高

不論如何，高血壓會危害人的生命安全，而且，罹患率相當高，是令人聞之喪膽的成人病之一，然而，它並不是絕症，只要依照推薦的維他命、礦物質療法，就可以保持血壓的正常值。

在未詳細說明之前，先介紹引起高血壓的主要原因：

①精神上的緊張

根據加拿大謝利葉博士的解釋，所謂緊張，就是副腎皮質的膽固醇賀爾蒙突然噴擊血液而反擊出來的狀態。當人際關係不協調，或者是工作不順利、經濟上有困難時，我們身體的自律神經會紊亂，或賀爾蒙的分泌會不均衡，副腎皮質賀爾蒙的分泌會不正常。

尤其是現代複雜的社會中，雖然每個人的環境或多或少都有差別，但是，任何人必定會碰到因緊張而產生的壓力感。

上表是有關美國對緊張事項的研究，以三九四個人為對象，調查他們面臨人生大問題時，心中所產生的負荷數值，相信您也同意這份調查。

壓力的原因	大小
配偶的死亡	100
離婚	73
夫妻分居	65
骨肉的死亡	63
失業	47
妊娠	40
轉業	39
工作場所的轉換	36
夫妻吵架	35
借錢	31
禁酒禁菸	24
轉校、更換居住地	20
睡眠時間的變化	16

②鹽的問題——攝取過多的氯化鈉

台灣人是喜歡食鹽的民族，日常生活中鹽的需要量很高。講到鹽，如果是天然海水製造的，含有很多碘或鎂等礦物質，自然對身體有益，但是，我們所吃的鹽，氯化鈉中有九九・九%是化學成分，這些鈉，會影響心臟及腦部的活動，使體內鉀物質遽減，水份貯存量遽增，引起浮腫的現象。

根據資料顯示，南美洲亞馬遜地帶的人民（卡拉亞斯族），飲食裡從不摻進鹽巴，只是常常吃植物的灰（氯化鉀），因此，他們四十～四九歲平均最高血壓指示是一〇九毫米，台灣人四十～四九歲平均最高血壓指示是一二七毫米，可知，高血壓和攝取鹽量的多寡有密切的關係。

再來，因為腎臟病或肝臟病而併發高血壓症，例如，由於腎臟有毛病，腎裡血液的流動速度會減緩，流動量降低，使得其分泌物質直接刺激血液，這叫做腎臟性高血壓，此種疾病的最高血壓，有時會超過二百毫米，相當危險，且引起腦障礙的機率很大。

還有，肝臟衰弱時，會使血液停滯在裡面，影響全身血液的流動；同時，增加了心臟的負擔，導致血壓的不正常，是引發高血壓的徵兆。

最後提到重金屬，它們都有可能引起高血壓，亦即水銀、鉛、鎘會影響血壓值。根據調查，因水銀而導致的水俣病患者，大都會得高血壓症；這份報告中又說：「汽車的廢氣中含有鉛的成份，會使血流不正常。」是不容我們忽視的問題。

美國大都市裡，廢氣瀰漫，鉛的污染已經很嚴重，大約有半數以上的小孩因此而罹患了神經障礙症，雖然成人可以比小孩少吸進二到五倍的鉛，但卻有很多成年人由於鉛而得了高血壓症。

同時，因鉛附著在血管內，而引起動脈硬化，成為高血壓的例子亦不少。所以，我們實在不能任憑空氣污染，危害人體健康。

3. 可用維他命E來治療高血壓

現在，具體的告訴各位，可治療高血壓的營養物質。首先，提出維他命E，每天攝取一百IU，每天分做二、三次於飯後服用，如此持續二、三個星期後，逐漸增加到每天攝取三百～一千五百IU。

維他命E，可以使血液中的血紅素和氧密切結合。換言之，可供應充分的氧給血管壁或心肌；同時，可以防止組織的老化，增強毛細血管的彈性。

此外，維他命E具有抗血液凝固的作用，使血液循環順暢，避免毛細管被塞住，又可以防止膽固醇附著在血管壁上及動脈硬化的發生。

臨床報告中指示，每天給與高血壓患者一百五十～三百單位，八個星期後，一百人中有六十四人的血壓會戲劇性的降低。目前，很多研究者拿它當做治療高血壓的對策。接著講到維他命C，把五百mg以上的量，每天分做二、三次，飲食後攝取，可以增加血管的肌肉蛋白，即骨有機質（因為維他命C能製造骨有機質）。

同時，攝取充分的維他命C，可以降低膽固醇，相反的，如果缺乏維他命C，膽固醇的成長加快。所以，要治療高血壓，維他命C是不可缺少的物質。

高血壓中可分做：最高血壓、最低血壓及二者都很高三種，最高血壓是因為血管壁缺乏彈性，使動脈硬化而導致的；最低血壓是膽固醇積存過多，塞住了毛細管所引起的症狀。

因此，因動脈硬化而造成的最高血壓異常，最好以維他命E為中心，進行治療。如果想要降低膽固醇質，以便治癒低血壓，就得採用維他命C療法。

此種方法，才能更有效的治癒高血壓症。

前面說過，緊張是引起高血壓的原因之一，所以想要驅逐緊張感，就要活用腦力，提高腦的機能，遇到事情就不容易緊張。

增進腦的活性化機能，有賴於維他命B群。啤酒酵素混合著維他命B_1、B_2、B_3、B_6等，希望大家每天能夠攝取若干量。又蛋白質是強化血管壁所不可缺少的物質，各位最好每天把四十～五十公克的植物性蛋白質，分做二、三次，在飯前或飯後吃。

根據外國文獻記載：大蒜精含有血液凝固因子素，能夠防止毛細管的阻塞，促進血液循環，因此，每餐飯後服下若干量的大蒜精，對高血壓症有效，但是，不要攝取過量，以免胃部覺得不舒服，甚至引起貧血。

同時，可以利用神經來控制血壓值，鈣（牛骨粉）具有安定精神的作用，如果每天能夠攝取一～二公克，分做二、三次，在食前或食後服用，以及食用若干量的碘、鉀、鉻等礦物質或班多生酸，可說是完備的高血壓療法。

再加上充分的睡眠，不要過分趨於感情化，能夠常接近音樂以保持精神上的愉快，少吃鹽巴，注意體重不要太過肥胖、養成規律的生活，高血壓自然而然遠離您。

再次提醒各位，飲食方面多吃大蒜、水果、蔬菜、海藻類、麵條等。

三、氧不足會引起動脈硬化

大家都清楚，人類必須仰賴氧才能生存，但是，却有很多人誤認為體內的氧愈多愈好，其實不然。

的確，氧可幫助體內的營養素燃燒，轉化成熱能，但是，氧分過多，貯存在體內的氧化物會漸漸增加，同時，太多氧化物會使得脂肪沈澱形成粉瘤，逐漸阻塞動脈的內腔，影響血液流動的迅速，因此，容易導致血栓塞住，引起了動脈硬化。

換言之，預防或治療動脈硬化，必須充分運用體內的氧。人體內有細胞色素，它能夠利用維他命E，幫助它接送氧，因此，我們如果能攝取充分的維他命E，更能促進氧的活動，避免製造過多的氧化物，自然可以預防或治療動脈硬化症。

維他命E還具有控制修補的作用。體內的活動，猶如我們辦事一樣，難免會有差錯，此時，如果不能填補錯誤，血管內壁就會受傷，還有，因為濾過性病原體的感染，損傷了血管內壁，不管是那一項，血液中的血小板都會分泌凝血治活酶的物質，促進受傷的血管收縮，當傷口痊癒時，該處猶如附著著膽固醇或中性脂肪等稍微凸出。

這種身體內部的活動，如果修補得過火，血管內壁會很明顯，有凸出的跡象，並且會積存膽固醇，導致動脈硬化，因此，必需適度的控制凝血治活酶的活動，恰好維他命E具有這項功能，所以，只要攝取維他命E，就能夠避免血管內壁的凸出。

維他命C，可以防止體內的氧化作用，並且能製造骨有機質，強化細胞與細胞間的連繫。當骨有機質不夠時，血管內的細胞變得鬆弛，導致出血，增加了血小板的修補活動，在繁忙紛亂中，可能使管壁更凸出，膽固醇的附著量增多，引起了動脈硬化，因此，預防或治療動脈硬化，最好充分攝取維他命C和維他命E。

另外，還有美國艾羅納式的動脈硬化療法，如下：

維他命C三千mg，維他命E六百～一千二百IU，和燐脂質二小匙、維他命B群（啤酒酵素）及維他命B_2複合劑二百mg、鎂四百mg、鈣五百mg，還有少量的碘和鉻。

如果煙癮很大或者酒精中毒的人，動脈硬化的可能性更大，必須參考上述的治療方法，酌量服用。

四、體內積存太多膽固醇容易引起心臟病

1. 燐脂質能夠淨化血管內的膽固醇

心臟是個勤勉的器官，一生中從來沒有休息過，它持續不停的跳動，有如一架精巧的「幫浦」，一分鐘能夠跳動六八～七五次，一天約跳動十萬次，一年約跳動三千六百五十萬次，如果一個人能夠活到七十歲，就能夠反覆跳動

二十五兆次。

由於心臟不停的活動，我們人體各處才能夠充分的獲得氧，並且能夠將廢氣順利的排出體外。

因此，一旦心臟有毛病，很可能危害生命的安全，尤其以中年人的罹患率最多，此種疾病有狹心病、心肌梗塞。

首先，談到狹心病，這種病通常會因心臟缺乏氧而感覺到疼痛，或因冠狀動脈的痙攣而引起呼吸困難。

有時候，也會因偶發性的血流障礙、動作或抽太多菸而引起的疾病，偶爾在深夜突然發作，是菸癮很重的中年人或中年肥胖者，都應提防的疾病。

心臟肌肉缺乏氧，或冠狀動脈發生異常，大部分是因膽固醇附著於血管內壁的結果。想去除掉沈澱的膽固醇，唯有仰賴燐脂質的功用。

燐脂質對膽固醇的作用，猶如肥皂在水中溶化油一般，同時，它可以代替維他命B_2複合劑，加強體內的脂肪代謝，避免肝臟脂肪貯存體內，所以，每天把五～十五公克的燐脂質，分做二、三次於飯後攝取，能夠預防狹心症。

2. 攝取維他命E與B群

除了燐脂質以外，也必須吸收別名「心臟維他命」的維他命E，因為維他命E可強韌心臟內的血管，增加血流，以提高氧的作用，因此，每天攝取三百～一千五百IU，分為二～三次，於飯後服用，對心臟有益。

維他命C是防止膽固醇沈澱最有效的維他命，一天由五百mg開始，經過二、三個禮拜後，增加到一天二～三公克，分做二～三次，在飯後攝取最佳。

此外，每天攝取若干量的維他命B群（啤酒酵素），能促進心臟血管或肌肉的代謝；每天攝取四分之一小匙的鎂，可減低血液中的脂肪蛋白量，以緩和痛苦；又礦物質——鉀及植物性蛋白質，對心臟都有益處，每天應該攝取若干量。

飲食中莫忘了多吃低鹽高鉀的蔬菜，儘量避免吃肉、糖、咖啡、香菸、酒精類，並且生活要有規律，以舒散精神緊張感，如果能注意到上述事項，縱然是長期間的狹心症亦能治癒。

心肌梗塞症是因為心臟血管的動脈硬化而引起的，患者的動脈內腔變得狹窄，阻礙血液流通，萬一有壞死的部分，將無法恢復，由突然間的疼痛，轉變到後來激烈的痛苦，死亡率相當高。

糖尿病、腎臟病、高血壓症、肥胖等（其中以高血壓最多），併發心肌梗塞的例子很多，更應小心防範。

雖然，此病容易奪走人類寶貴的生命，但只要依照營養學家的指示，就不必擔憂心肌梗塞的危機。

我們應該每天切實攝取適當的維他命和礦物質，特別具有「心臟的維他命」之稱的維他命E，每天三百～一千五百IU，更可以醫治心肌梗塞，如果能夠跟亞麻仁酸合併服用，更能提高維他命E的效果。

一天攝取五百mg以上的維他命C，可以預防狹心症，如果能夠跟維他命P一起攝取，更能提高維他命C的效果。

含有維他命B群的啤酒酵素，和有心臟礦物質之稱的鉀，以及可以降低膽固醇的果膠，都能夠預防或治療心肌梗塞的症狀。

同狹心症一樣，每天做些輕度的運動或散步，使末梢血管擴張，增進血流迅速，自然可以減輕心臟的負擔。

五、常吃維他命可以防止腦溢血

大概說來腦溢血，可分為下面三種形式：

①腦中出血，以六十歲以上的高年齡者較多，大多數因高血壓所引起的。

②蜘蛛膜下出血，患者平均年齡，大部分在四十歲左右，但是，經常也會看到一些年輕人得到這種病。

以上二種大部分在白天發病，患者會突然昏迷或意識障礙，而導致語言障礙或頭痛等的後遺症。

③腦梗塞，會產生手腳麻痺或舌頭僵硬等現象。

寒冷的冬天，因腦溢血而倒下的人很多，所以要特別注意。防止腦溢血，必須先消滅高血壓、肥胖、抽菸、高膽固醇、糖尿病、心臟病等危險因子。

最低血壓高，而且腎臟又不好的人，尤其要注意腦充血。

營養方面：剛開始，將一百IU的維他命E，分做二、三等分，在每餐飯後服用，經過二、三個禮拜後，一天攝取量逐漸增加到三百～一千五百IU。因為維他命E可以強化血管壁，又可以消除高血壓，希望各位能夠按照指定量服用。

再來是維他命C，它可以防止膽固醇沈澱，每天必須攝取五百毫克，經過二、三個星期後，再增加為二～三公克；還有啤酒酵母，它可以補給腦中養分及強化腦血管壁，和大蒜精一起攝取，可以降低血壓，使膽固醇中的燐脂質逐漸溶解，如果攝取到五～十五公克，更可以防止便秘；此外，纖維質能降低膽固醇，每天最好吸取五～十公克，其它還有鈣、鉀、植物性蛋白也必需要做適當的補給，如此，就可以防止腦溢血。

日常生活飲食裡，儘量以植物性食物為主食，並且注意充分的睡眠，自然能預防腦充血。

六、過分勞累易引發糖尿病

1. 利用胰島素療法醫治糖尿病是危險的

糖尿病到底是何種病？用簡單一句話解釋，就是象徵身體的新陳代謝遲緩的疾病。這種遲緩的現象，會引起細胞內的化學變化紊亂，亦即，管理新陳代謝的酵素反應異常。

猶如機械裡的引擎、火爐上的鍋子，使用過度時，不久就會發生故障，油或水會一滴滴的洩露出來。人體亦然，過分操勞，體力支出太多，會使血糖值猛烈上升，連排尿時都會溢出糖來，這就是糖尿病的病因。

糖尿病經過四個階段：

第一個階段稱為「前糖尿病」，雖然不會有自覺的症狀，但是因潛藏遺傳性素質，遲早可能會發病；

第二個階段稱為「潛在性糖尿病」，這是因為經常熬夜或生活不規律，致使身體疲勞，日積月累的結果，當檢驗時，無任何異常現象，然而一旦緊張過度，就會發病；

第三階段稱為「化學性糖尿病」，雖然也沒有自覺的症狀，可是一經過檢查，就能夠確定是糖尿病；

第四個階段稱為「臨床性糖尿病」，有口渴、多尿、體重減輕、容易疲勞等的自覺症狀，並且容易併發腎臟病，眼睛異常（網膜症），高血壓動脈硬化，神經障礙等。

糖尿病的主要自覺症狀：精神經常感到焦慮不安；喜愛吃甜的東西；吃過飯馬上又覺得肚子餓；晚上時常起床排尿，因此，容易肚子餓、有倦怠感、眼睛昏亂、口渴、腳的反射遲鈍等等。萬一您發現有上述狀況時，請即時接受檢查、治療。

一般治療糖尿病的方法，都是用胰島素療法，但是，最近有很多人服用口服血糖降低劑。胰島素可以控制血糖值，然而一旦弄錯量，會冒汗、焦急、頭痛等低血糖症狀，甚至陷入低血糖昏迷狀態，至於口服血糖降低劑，美國學者曾經報導說：「它容易引起心臟病。」

用維他命或礦物質提高體內的自然治癒力，同時，逐漸恢復患者的靈敏性，去除遲緩性，才是醫療糖尿病最佳方法。

2. 維他命C可以降低血糖值

糖尿病患者在營養方面應該注意的事項：首先提出維他命E，它可以防止血管脆弱，又可以預防眼底出血，同時，能夠降低胰島素的需求量，提高細胞膜內受容器的感度，預防併發心臟病或動脈硬化等。每天適當攝取量是三百～一千五百IU，分做二、三次於飯後服用。

維他命C，因為有降低血糖值的作用，所以，每天最好攝取五百毫克以上，分做二、三次，飯後服用。

維他命B_6，對糖尿病的治療有效。維他命B_6與胰島素的關係非常密切，缺乏之時，會降低胰島素的作用，導致糖的代謝異常，部分糖質隨著尿液排出。

維他命B_6也有補助酵素的作用，不足時，合成胰島素的酵素就會不夠，胰島素的分泌量自然而然會發生匱乏。

喜歡吃白米飯、白砂糖、精製的小麥粉等精製食品的人，比較容易導致維他命B_6缺乏症，因此，這些人罹患糖尿病的機率很大。置身在今日精製食品全盛的時代裡，除了需要注意自己的飲食生活外，也要不斷補充維他命B_6。

與其單獨攝取維他命B_6，不如同時攝取二種以上的維他命B群有效，因為B群在體內同時發揮效能，使全部細胞中的糖代謝正常化，糖尿病患者就可以逐漸恢復健康，因此，建議大家每天攝取若干量的啤酒酵素（啤酒酵素是巧妙的配合B群製成的）。

其他尚有纖維質、鈣或鉻、亞鉛、大蒜精、植物性蛋白質。

纖維質能夠控制營養吸收速度，抑制血糖值異常上升，每天攝取八～十公克，分做二～三次於飯後吃。鈣或鉻可以增強胰島素的分泌；亞鉛被當做胰島素的代用品，能夠促進胰島素的活性化；大蒜精含有硫黃化合物，具有降低血糖的作用；植物性蛋白質可供給體內的胺基酸。這些都是治癒糖尿病不可缺乏的營養素。

3. 糖尿病者應以鹹性食物為主食

糖尿病患者如果想儘早恢復健康，除了注意營養的補給之外，生活必須有規律。

前面說過，糖尿病依照進行的順序，可分做四個階段，又容易引起併發症，所以，在此提出幾點日常生活裡應注意的事，以供參考：

•前糖尿病患者，每天應該用冷毛巾摩擦身體，加強皮膚的抵抗力，為了保健身體增進體力，千萬別患感冒，同時，每天做適當的運動及日常飲食以自然食物為主。

•潛在性糖尿病患者，凡事不要過分緊張，實行規律的生活，並且要注意體重，千萬別太肥胖，糖尿病孕婦應該接受專門醫生的指導。

•化學性糖尿病患者，每餐吃七分飽，千萬不可暴飲暴食，使病情惡化，又儘量不抽菸、不喝酒，菜餚的材料儘量以自然食物為主，並且以鹹性的食物為佳。

•臨床性糖尿病患者，每天的卡路里要控制到一千六百，以便能預防肥胖症，又必須限制鹽分的食用量，日常食物中，選擇鹹性、含鉀多的自然物為主，並且儘量生吃，保持情緒穩定，緩和緊張感。

•併發高血壓等循環器官障礙的糖尿病患者，要極度的控制鹽的攝取量，多吃蔬菜。洗澡時，水不要太熱，洗的時間不要太長。儘量不抽菸、不喝酒，並且注意適當的運動和有規律的生活。

•併發心臟病的糖尿病患者，應該避免過分的勞動，睡眠要充足，少抽菸，多吃蔬菜，少吃動物性脂肪，在可能的範圍內，做一些輕度的運動，同時，生活的步調必須平穩，以驅逐緊張感。

•肥胖的糖尿病患者，避免吃零食，吃東西時，要細嚼慢嚥，極力避免購買精製食品，要減少焦急感及慾望的不滿，多做運動。若是懷孕時，得特別注意不能吃過多。

•併發神經症的糖尿病患者，注意營養均衡的飲食，特別是多吃維他命含量豐富的食物。

・併發白內障的糖尿病患者，注意飲食中的糖質、脂肪、蛋白質等必須均衡，多攝取含有硫胺基酸的食品（大蒜、洋蔥、長莖蔥、蘿蔔、甘藍菜）。同時，眼睛不要直視日光太久。

・準糖尿病的低血糖症患者，應停止喝酒、咖啡，並戒掉香菸、不要吃糖，飲食中，改吃糙米飯，並且儘量攝取蔬菜，若能生吃效果更好。

七、維他命B_2複合體為酒精性脂肪肝特效藥

微量的酒精，可以放鬆精神，消除疲勞，對身心有益處，但如果攝取量過多時，就會產生毛病，特別是肝臟更容易受傷，引起酒精性脂肪肝，不久肝會硬化，相當危險。肝臟是人體的重要器官，具有多種效用，例如，大家所熟悉的解毒作用，就是其功用之一。

酒精對肝臟而言，是一種毒品。當酒精進入體內時，肝臟運用其機能，使

酒精氧化，變成水和二氧化碳而排出體外。但是，如果每天繼續不停的喝酒，肝的負荷量太高，以致不能極度發揮對酒精的解毒功能，甚至會導致肝細胞障礙，使脂肪漸漸堆積在肝細胞裡，形成所謂的肝脂肪，這種狀態如果一直持續進行，肝臟中的纖維會增加，被纖維包圍的瘤狀物會愈來愈多，最後引起了肝硬化，踏進天國之門。

所以，萬一得了肝脂肪，必須及早治療。維他命B_2複合體，它對肝脂肪的醫療有效，只要肝細胞中有脂肪滲入堆砌，維他命B_2複合體就能馬上轉化脂肪成脂質排出體外，可以強化肝臟，故每天最好攝取五百～一千的程度。

除了維生素B_2複合體以外，維他命B_6、煙鹹素等對肝脂肪的預防和治療也有效，以上都屬於維他命B群，因此，每天只要能夠攝取若干量的啤酒酵母（含豐富的維他命B群），可鞏固肝的機能。

同時，不要再喝酒精類的東西，儘量避免再吃香辛料等的刺激物，對於高卡路里的食物，應該分做若干次來攝取等，以間接預防或治療肝脂肪。

八、維他命可預防胃潰瘍

1. 僅求滿足食慾的人容易患潰瘍症

如果您個性內向，凡事不願與別人商量，並且心中常常感到不滿或憤怒，那麼，您得小心預防胃潰瘍或十二指腸潰瘍；如果您是個守時的人，與人約定時間，神經質似的從來不遲到，也請您提防胃潰瘍或十二指腸潰瘍的侵襲；又請問您是否對人際關係苦惱？因事情無法處理，覺得壓力很重，連晚上也睡不著覺？如果是，那您感染胃潰瘍或十一指腸潰瘍的機會很大。

胃和十二指腸的內壁，有一層很厚的黏液物質蓋住，具有保護作用。如果因某種因素，破壞了黏液物質，喪失了防衛功效，胃液便會滲透，對自身的黏膜進行消化作用，形成潰爛的狀態，即是潰瘍。發病的原因，可能和上述等心理狀態不平衡有關。

胃潰瘍或十二指腸潰瘍，和攝取食物的方法也有關連，特別是只注重菜餚的色、香、味，僅為了滿足食慾，像動物般的囫圇吞，而毫不關心食物的營養分，如此的飲食生活，當然會患上潰瘍。

潰瘍是由於胃液對黏膜的消化過分而產生的，換言之，當胃液的消化能力超越了胃黏膜的保護作用時，消化器官會產生潰瘍的跡象，大多數是因緊張或飲食習慣不良所引起的。

胃潰瘍或十二指瘍潰瘍，最典型的自覺症狀是疼痛，二者都在心窩附近絞痛，胃潰瘍的疼痛在吃飽後，十二指腸的發痛在空腹時，剛開始，只感到些許的疼，一旦到了穿洞，腹膜發生異常時，就如翻心絞肺般的令人難以忍受。

治療的方法，一般都採用制酸劑。雖然能夠一時性的控制疼痛，但至少需要一～二個月，方能治癒潰瘍症，且再發的可能性很高。

因此，胃潰瘍或十二指腸的潰瘍的治療方法，最好做營養上的療法，以提高自然治癒力。

2. 維他命可以修補潰爛的組織

講到營養上的醫療，首先，提到維他命E，它能夠加強胃及腸內黏膜的血流作用，促進黏膜保護物質的分泌，並且具有修護組織的能力。如果每天攝取四百～八百IU的維他命E，分做二、三次，在飯後服用，可預防或治療潰瘍的症狀。

潰瘍患者血中維他命E值和維他命C值都很低，因此，除了維他命E外，也必須多吸收能強化細胞的維他命C，從每天五百mg開始攝取，經過二～三個星期後，逐漸增加到二～三公克。

維他命A治療表皮黏膜異常的效果很好，每天應該攝取幾千單位。

當然，也不能忽略掉維他命B群，因為B群能夠幫助消化，促進整腸作用，同時，有助於蛋白質的合成。

維他命B群中的班多生酸，能夠加強體內黏膜的結合；維他命B_6具有合成蛋白質的效能。再配合啤酒酵素，可以加強防範或治療潰瘍。

此外，每天攝取三十～四十公克的植物性蛋白質，能夠提早胃或十二指腸中潰瘍部分的恢復。

蛋白質可以中和過剩的胃酸，又具有緩刺激的效果，可千萬別忽略它的功能，於每餐的中間或空腹時，以溫水服用最好。

鈣可以保護潰瘍部分，並且可以中和過多的胃酸。

同時，鈣可以當作鎮定劑，能治好精神上的焦急不安或失眠，因此，最好一天攝取一～二公克，分做二、三次服用，其他再補給能夠抵禦潰瘍的葉綠素以及能修護潰瘍部位的大蒜精，自然可治癒胃潰瘍或十二指瘍潰瘍。

此外，希望大家能過著有韻律的生活，減低精神上的壓力；在飲食方面，儘量避免肉食、油炸物、會刺激潰瘍的水果，以免產生疼痛。

高麗菜含有豐富的維他命U，能當做抗潰瘍的維他命；馬鈴薯汁含有很多的維他命B群和C，如果每天各喝半杯，對治療的效果很好。

九、同時攝取維他命P和C對痔瘡有效

沒有得到痔瘡的人，不知道痔瘡的痛苦，它的確令人難以忍受；但是，也有些人患上痔瘡，却毫無疼痛感，這是因為發生部位不同。直腸下部，知覺神經廣泛的分佈並且很敏感，因此，這地方的痔瘡很痛，直腸中部或下部則不會引起劇痛。

因痔瘡發病的部位不同，疼痛的程度自然有差別。

有些症狀很嚴重，却不會痛，相反的，有些症狀很輕，却痛得要命。

痔瘡可分為：瘡核、爛痔、脫瘡、直腸周圍膿瘍（直腸周圍會化膿）、直腸洞炎（直腸黏膜產生了裂傷而引起的炎症）等。不論它的種類，痔瘡最有效的特效藥是維他命P，如果再和維他命C一同服用，更能夠提高彼此的功效，因此，每天各攝取一千～二千IU，分做二、三次服用，最能夠發揮維他命P和C的功能。

維他命C可以強化血管，維他命P可以強壯毛細管，因此，最適合用來醫治痔瘡，而且維他命C可以軟化糞便（便祕是痔瘡的主要病因），可以稱為「一舉二得」的營養物質。

維他命E，能夠促進全身血液循環順暢，防止肛門靜脈的瘀血、並且具有控制癌症的作用，所以，一天攝取五百～一千IU，分做二、三次，配合著維他命B群——啤酒酵母——服用最理想。

受痔瘡困擾的患者，有不少人是因經年累月喝酒，而使肝臟變衰弱的。維他命B群，可以強化肝臟、提高解毒作用，使門靜脈的血瘤逐漸轉好，因此，治療喝酒過多起因的痔瘡特別有效。

從前，人類早把大蒜當做治療痔瘡的特效藥，它具有殺菌作用，又能夠緩和炎症，並且具有促進門靜脈血流的功效，因此，生活在今日世界的人們，每天最好把二～四ml的大蒜，分做二、三次，在飯後攝取。

此外，纖維質可以治好便秘，擁有消除肛門瘀血的功能，每天將十～十五公克的纖維質，分做二、二次，在飯前食用。

鈣能夠強韌腸管肌肉，治癒胃下垂或肩膀僵硬等疾病，如果和鎂一起服用，以二：一的比率來攝取，更添增彼此的功用。

如果因肝臟而產生痔瘡時，應該多攝取植物性蛋白質。以上的敘述，都是經過學者精心研究，最有效的營養治療法。

自我應該注意的事項：儘量生吃纖維含量豐富的食物，以預防便秘；避免攝取酒精類、白砂糖、動物性食物；強化肝臟的機能，此外，經常保持肛門的清潔，早晨起床後，把約四百ＣＣ的溫水，注入高壓洗腸器裡，洗滌肛門內部，這對痔瘡的治療有效。

十、愛喝酒的人不可缺少維他命Ｃ

1. 慢性肝炎的早期不容易被發現

肝臟的疾病中，一般人慢性肝炎的罹患率相當高。所以，我們需要了解預防或治療的方法。

慢性肝炎，可大別為二種類：一種是因濾過性病原體的感染而發病，稱為濾過性肝炎；另一種是當體內細胞性免疫力驅逐了慢性肝炎後，又再度受感染的症狀，稱為狼瘡狀肝炎。其中女性以後者的例子佔多數。

濾過性肝炎可分為A型、B型、非A型、非B型四種，其中以B型最多，男性感染B型肝炎後，較容易發病（跟年齡無關），它的潛伏期間比較長，五十～一八〇天，平均為七十天，具有持續性的病狀。

A型肝炎以青少年罹患率較多，大部分以急性型態發病；非A型或非B型的患者人數很多，因輸血感染的例子不少，潛伏期間是十五～一八〇天（平均六十天），所以，很難早期發現治療。

不論那種類型的肝炎，總是無明顯的自覺症狀，只是全身倦怠，食慾不振（例如，討厭油炸物等特定的食物），必須經過檢驗後，才曉得自己有此疾病，所以，別因為沒有自覺症狀，就置之不理，如此，會危害生命。再說，大約有十二～二十%的肝炎患者，會轉化成肝硬化，不得不預防。

2. 一天服用四十公克的維他命C，可治癒肝性昏睡

關於慢性肝炎營養上的研究，首先，提出維他命E，它本身具有抗炎症的作用，又能夠恢復肝細胞的機能，促進肝血流、靜脈血流的作用，是肝臟正常化不可缺少的營養素。每天攝取一千～一千五百IU，分做二、三次，在飯後服用。

肝臟是解毒的器官，維他命C能夠提高肝臟的代謝，因此，每天攝取二～三公克的維他命C，可以強健肝臟的機能。

此外，維他命C能增添免疫能力，又有抗濾過性病原體的作用。所謂濾過性病原體，不是專指慢性肝炎的濾過性病原體，而是廣義的涵蓋所有種類的濾過性病原體，亦即大量攝取維他命C，能使任何形態的濾過性病原體轉為不活性化，治好濾過性疾病。

現在濾過性肝炎已經取代了從前的結核病，成為第二代的國民病。根據很多報告實例顯示：大量服用維他命C，可戲劇性的將濾過性肝炎治好。

亦不可忘掉維他命B群。肝臟涵蓋各種類的維他命，直接掌管代謝的作用，又因這些維他命影響體內酵素的新陳代謝，所以稱它們為補酵素的作用。

其中維他命B群和肝臟的關係密切，它讓身體物質代謝圓滑，它將糖質或蛋白質轉化為熱量。很多維他命B群位於肝臟細胞的線粒體中，可說是肝臟的必需品。

維他命B群中，B_2與細胞的呼吸機能有關，不夠時，肝臟線粒體的機能就會下降。B_6是肝臟的重要物質，具有製造胺基酸的酵素等潤滑性任務，就效果上說，還是全面攝取維他命比較有意義。最好每天攝取若干量的啤酒酵素，分做二、三次，飯後攝取。

其它，尚有植物性蛋白質，具有修護肝臟的效能，每天攝取四十～六十公克（一個星期內最好能再喝一～二次的牛奶蛋白質），還有維他命A，可以保護黏膜，控制炎症，每天儘可能吸取到一萬IU的程度。總之，只要能遵循上述的方法，頑劣的慢性肝炎，自然而然消聲匿跡。

自我應該注意事項：保持安靜，每餐飯後躺下來休息一小時。如此，肝的血流量能夠增加三十％，再說，最好吃低卡路里的食物，避免肝臟過度勞累，又醫生指導的斷食療法，對肝臟的淨化有重大作用，同時，也促成早期肝炎患者的恢復。

十一、維他命可預防和治療腎臟病

腎臟是比肝臟纖細的器官，有調節血流的機能，能過濾血液、排泄有害物質，吸收濾淨的物質，影響血流或血壓微妙的變化，因此，當腎臟機能降低時，身體會有種種不調和的現象發生。

最常發現的腎臟病有腎炎和腎結石，腎炎分為急性、慢性二種。急性腎炎，由於細菌的分解物或毒素，導致線粒體的部分異常而發病，排出的尿液含血；慢性腎炎更可怕，以年輕人罹患率較多，因為是腎線粒體感染到嚴重的疾病，所以，死亡率非常高（半年內死亡率為五十％）。再說，腎結石為習慣性疾病，經常反覆發病，真是令人棘手的症狀。總之，不論那一種疾病，都應該謹慎防範，及早治療。

營養上應該注意的事項：一天攝取二萬ＩＵ的維他命Ａ，分做三次，在每餐飯後服用，切記不要超過這個分量，並且經過三個月後，能減低為一天一萬ＩＵ。我們的祖先，在很早以前就知道維他命Ａ是腎臟病的特效維他命，今日，更研究出維他命Ａ助長上皮細胞的形成，擁有修護組織的作用。

提到維他命Ｃ，調查腎結石的患者，結果發現大多數因缺乏維他命Ａ和Ｂ所引起，所以，每天必須攝取定量的維他命Ｃ，一天以一～三公克最恰當，分做三次在飯後服用，如果再跟維他命Ｐ合併吞食，效果更顯著。

維他命Ｅ，一天攝取的目標為五百～一千ＩＵ，仍然分做二、三次，在飯後服用。維他命Ｅ可以使腎臟的血流旺盛或正常化。

此外，每天攝取若干量的啤酒酵素，以供給體內對維他命Ｂ群的需求，尤其是維他命B_2、B_6、B_2複合體能補充腎臟的機能，B_2一天的攝取量是二五mg、B_6為五十mg、B_2複合體為一公克。每天將四分之一湯匙的鎂，溶化入一杯水裡服用，可治療腎結石（法國大學及美國哈佛大學所提出的研究報告）。

鎂和鈣按照一：二的比率服用，加強彼此的效能，至於燐脂質，能降低因腎炎併發高血壓的機率，每天最好能喝下一大湯匙，剛開始二個星期和氯化鉀一道吃，萬一浮腫得很厲害，必須再補充植物性蛋白質。

自我注意事項：避免過度疲勞，儘量少吃鹽，採取少量多餐，一天分做五～六餐，如果是腎結石，要遠離菠菜、巧克力。

歐洲民間療法：把玉蜀黍的鬚放入水中煎熬後服用，或者是每天喝二～三公升的山羊乳。如果容易取得這二樣食品，您不妨試著做。

十二、肉食過多易患膽固醇

膽的疾病有膽囊炎、膽道炎和膽道機能不全等，但最近患膽結石的人特別多，這三十多年間已經增長五倍，或許跟動物性脂肪的攝取量有關。

同樣的膽結石，因生活的不同而有差異，一般人以膽紅質石患者較多，而歐美人以膽固醇石比較多。飲食生活歐美化的一般人，由於日常起居飲食急促，相信不久後，會有人染上膽固醇石。

如果你時常感到右上腹部疼痛，發燒或反覆出現黃膽，很可能得了膽結石症，它的特徵之一是，胸部如狹心症般的疼痛。

營養上應該注意事項：首先談到燐脂質，一天把六～八杯的小湯匙分量，分做二、二次，在飯後服用。因為燐脂質含有溶化膽結石的功能、防止高膽醇血液的發生，同時，有淨化血液的作用。

再加上，攝取若干量的啤酒酵母和維他命B_2複合體，以及一天服下四百～八百IU的維他命E，能夠提高膽汁的分泌。一天喝下二～三公克的維他命C，可以強壯肝臟機能，溶解剩餘的膽固醇，還有一天吞食十～十五公克的果膠，將腸內過多的膽固醇清除乾淨。此外，再添加適當的鎂和植物性蛋白質，可謂完整的營養療法。

自我注意事項：每天早晨攝取十～二十公合的橄欖油，幫助體內排泄出膽結石。飲食生活上注意事項：儘量避免西洋餐食，少吃油膩的食物，多吃豆腐類。

十三、營養不足易引起白內障、青光眼

1.一天攝取維他命E三百IU，可強健眼細胞

白內障是因為眼球中的水晶體混濁，視力逐漸模糊的眼疾，亦是眼睛老化的象徵。是五十歲後容易發生的疾病，八十歲的人中，約有二十％需要動手術。

現在，開刀治療白內障，的確能夠恢復視力。如果年齡稍長，眼睛仍是明亮，炯炯發光，或者萬一患白內障不必經過手術治療，就能夠痊癒，想必是大家所盼望的。

白內障的起因：大多數為營養不均衡或未達到營養需要量。換言之，若能依照營養上的指示，就可以杜絕白內障偷襲眼球。

每天攝取三百～一千五百IU的維他命E，分做二、三次，在飯後服

用。維他命E又稱為返老還童的維他命，具有強化或修補細胞膜的作用，削減過氧化脂肪，讓眼睛的水晶體煥發出年輕的光芒。

根據美國健康雜誌刊載：紐約附近一家老眼科醫師亨利博士，只靠維他命B群和維他命C，以及少數鱈魚肝油，治癒了七十多歲和九十多歲二位白內障患者，使他們免挨手術刀，聽說，他們已經能夠開車。如果我們再補給維他命E和維他命B群、維他命C，效果就更顯著。

糖的代謝需依賴維他命B群，它們同時能促進細胞活性化，因此，每天最好攝取若干量的啤酒酵母，補充體內的維他命B群，維他命C能淨化體內的異物，防止老化，且能剷除白內障的病源，因此，每天最好攝取五百IU以上，分做二、三次，在飯後服用，若與維他命P（強化毛細血管的作用）一併吃，效果更好。

其他還需要植物性蛋白質。白內障是因水晶體中的蛋白質變性，慢慢白濁的疾病，當然要吸取蛋白質，補充水晶內的不足。

也要配合著攝取亞鉛、硒、鈣、鎂、鉀等礦物質，因其對防止老化有效。

如此，可說完全符合營養上的規定。

自我注意事項：均衡的食物，有助體力的增長、阻止老化的腳步接近，在預防或治療白內障上，尤其需要攝取大蒜、洋蔥、蘿蔔等含硫食品，避免長時間接受陽光直射，儘量釋去心頭重擔，讓自己置身在恬靜的世界裡。

2. 青光眼者每天攝取五百mg維他命C可降低眼壓

青光眼是眼壓異常增加起因的，有激烈疼痛的現象，它被稱為緊張的疾病。大部分患者由於極度緊張而發病，目前，尚無確切的預防或治療法。但是，可以比照白內障，做營養方面的防範、醫治。

具體而言，青光眼跟白內障的跡象相似。根據義大利眼科醫學的報導：維他命C可以降低眼壓。不過，鼓勵大家同時攝取下面的營養素：

五十mg的路丁（維他命P內物質），一天分做三次服用；一天補助三百～一千五百的維他命E、若干量的啤酒酵母，以及一～二公克的維他命B_2複合體、一～二IU的班多生酸、一天一萬～二萬IU的維他命A（維他命A有蓄積性，不必分次攝取，但切記不要超過二萬五千IU以上）、若干量的植物性蛋白質（尤其是大豆蛋白質，具有防止營養障礙的功能），和適當的鈣。

自我注意事項：不喝咖啡等刺激飲料、不抽菸、不可一次喝大量的水，牛奶、果汁等，長時間的看書，看電視，欣賞電影會損傷眼睛，應該極力避免，維持情緒平衡，注意心裡上的緊張。

健康的眼睛可以抵禦細菌的侵襲，防止眼病叢生，因此，想要有一對明亮健康的眼睛，不可缺乏維他命A，又名「視紅」的光感物質的本體，亦必需補充維他命B_2，它可以控制眼睛感度，以及不能忽略掉具有搬運充分氧到眼睛作用的維他命C、維他命E和以班多生酸為首的維他命B群。

十四、補充大量維他命C掃除感冒

感冒雖然是普遍性的疾病，但千萬不要輕視它，很多小孩子因感冒轉成肺炎（成人也有可能，甚至惡化為心臟血管疾病、肺結核病、糖尿病、支氣管擴張症）。

當全身發燒、四肢無力時，很可能已經感染到流行性感冒。當流行性感冒病原體侵入體內時，血液立即產生抗體，連氣管也分泌免疫抗體，以抵禦病原菌，所以，在三年內不會患上同樣的症狀。濾過性病原菌種類繁殖甚快，想杜絕感冒，還真不容易，但是，利用維他命C，可將所有的濾過性病原體轉變為不活性。

根據諾貝爾獎者波寧博士的說法，感冒初期馬上服用維他命C，可把不愉快的感冒症狀一掃而淨。

維他命C，一天攝取二～三公克，分做幾次服用較好；維他命E能使全身血液循環正常，促進新陳代謝作用，每天也必須補充四百～六百IU；另外，維他命A有強化結合組織黏膜的作用，一日必須吸收五千～一萬IU，每個星期服用一次為宜。

其他自我注意事項：多喝開水（一天約十杯）或果菜汁，注意保持體溫。

一般人感冒，總是到藥房買感冒藥服用，但請認清感冒藥會產生副作用，會殺死體內的維他命，還是少用為妙。此外，不要把感冒藥和維他命合用。

十五、維他命C能預防關節酸痛

中年以後，常會感到關節動作不靈活，甚至會酸痛，這是關節炎的象徵。隨著年齡的增加，有時候會發展成關節風濕症狀。

這種疼痛，容易讓人情緒低落，精神萎靡。尤其是冬天時，氣溫較低，冷風刺骨，疼痛更激烈，所以，最好是早期接受診治。

推究原因，可能由於自我免疫力的降低，亦即內因性物質所造成的運接全身細胞結合的組織發炎，才會導致令人難以忍受的痛苦。

既然如此，自然應該提高自我免疫力，加強營養方面的治療，首先，注意補充體內的維他命C，一天三～五公克，分做二～三次，於飯後食用，因為維他命C能提高結合組織的再生，促進廢物的排泄；其次是維他命B群，尤其是班多生酸B_{12}、煙草酸等對關節炎的治療更有效，所以，攝取包含這些成分的啤酒酵母，對關節炎患者而言，是很需要的。

此外，每日最好攝取六百～一千ＩＵ的維他命Ｅ。因為維他命Ｅ可以促進末梢血管血流的速度，使全身血液循環正常化。

同時，也要攝取三～六ＣＣ的大蒜精，並分做二、二次，在飯後服用。因大蒜精含硫化合物，對關節炎有效。在情況許可範圍內，奉勸諸位再吸收植物性蛋白質、有抗炎症作用的蛋白質分解酵素、木瓜酸、蕃瓜素，綜合上述，可謂治療關節炎的良方。

自我注意事項：每天喝一杯蔬菜汁或生馬鈴薯汁，以加強治療效果，並且早晚洗一次三溫暖浴。

十六、不必再為禿頭或香港腳苦惱

最近，二十多歲或三十多歲的年輕男性禿頭的比率急速增加，這對做假髮的商人或製造洗髮劑的工廠，無非是一件喜訊，然而很多人卻因為禿頭，意志變得消沉、悲觀，對工作的慾望喪失殆盡。

女性很少有禿頭的現象，年輕男性禿頭九八%是因為男性賀爾蒙分泌過剩引起頭皮毛細管的收縮、阻塞輸送血液或養分到毛根，以致頭髮脫落。

如果您擁有一頭烏溜溜的秀髮，請在日常生活中隨時注意自己的飲食營養。每天攝取三～六匙的啤酒酵母、五百mg的維他命B_2複合體和維他命B群之一的纖維醇，以及每日補充五百～一千IU的維他命E和一天一公克的維他命C，再加上積極地攝取海藻粉末或大蒜精，就能避免年輕禿頭的窘狀。

如同年輕禿頭，香港腳也是一種相當惱人的疾病。

一旦感染上香港腳，為強化黏膜，增加抵抗力，每天最好攝取五千～一萬五千IU的維他命A。

此外，維他命E能加速皮膚新陳代謝，增加再生能力，每天最好服用一百～一千IU。再加上啤酒酵母，一天三～五匙，維他命C一天一公克，體內會強化抗組織胺的機能，可以防止全身發癢症狀。

當然患部要經常保持清潔，同時可用維他命C粉末塗抹在患部，以期及早治癒。只要遵照指示實行，就不必再為惱人的香港腳而寢食難安。

十七、一天一公克的維他命C消除疲勞

精神衰弱就是身心方面呈現不平衡的狀況，主要是由於精神上受到極大的壓力所造成，是一種自律神經失調現象。人的心可大別為有意識的部分和無意識的部分，在無意識裡會不知不覺中潛藏著眾多的事務，一旦將它們引導到有意識的境界時，會有突然間甦醒的感覺，宗教上稱它為「頓悟」。

再看今日的社會，每個人生活忙碌，以致心和身體的意識漸漸的遲鈍，日常中本能的慾求，都被打入無意識的冷宮裡，引發心裡不平衡。

現代人罹患精神衰弱症的比率相當高，根據美國弗利曼博士的研究報告，脾氣暴躁、攻擊性強、活躍、且具野心、做事分秒必爭的人，易患精神衰弱症。這種只知工作的人，往往迷失自己，引起心裡的不平衡。

孤僻的性格或不良的生活習慣，往往無法適應現實生活，這種人一旦進入

社會，成天緊張兮兮，處處與社會格格不入，最大原因乃在於無法克服生活上的壓力所造成。若每天攝取一公克的維他命C，分做二、三次服用（因維他命C可以強化副腎，發揮腦垂體抗禦壓力的功能）和每天攝取一百～五百mg的煙草酸（被稱為腦的營養素），以及每日服用約十mg的維他命B_1、若干量含草酸的啤酒酵母，便能強化腎臟機能，克服生活上的種種壓力。

關於維他命E，一天攝取三百～一千五百IU，分做二、三次，在飯後服用。因為維他命E可以保持腦下垂的機能健全，尤其對更年期的障礙或頭痛，以及性障礙等身心症狀的治療很有效。

礦物質中的鈣有鎮靜精神的效果，每天應該攝取一～二公克，分做二、三次，在飯後服用（以牛骨粉所含的鈣最有效），其他，還需要補充植物性蛋白質三十～五十公克，因為植物性蛋白質進入體內後，轉化成煙草酸，幫助精神正常化，消除壓力感。

自我注意事項：了解自己在職業場所及家中的地位，養成生活規律化，同時，留意自己生活圈內所交的朋友，是否都為互相規勸，勉勵的君子。

第四章

維他命能增強體力提高工作效率

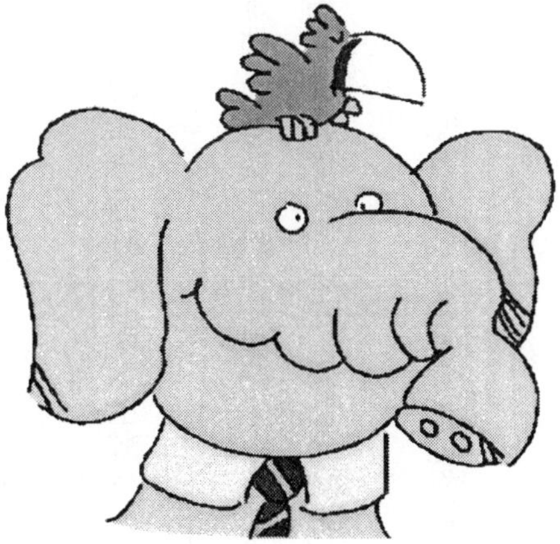

一、維他命能提高工作的「幹勁」

我們常聽說三十歲是男人事業的巔峯期。實際上，壯年期的人，工作經驗豐富，處理事情比較明快，但就體力方面而言，還是沒二十幾歲時那麼強壯。

進入四十歲以後，體力會顯著的衰退，稍一生病就喪命的例子不少，如果想避免遭此不幸，必需儘量攝取維他命和礦物質。

攝取多少的維他命和礦物質最恰當，得依個人的工作性質而定，坐辦公桌的勞心者，比起勞動者其精神上的負擔、緊張、壓力等都是無可避免。在上午和下午時，應攝取維他命B群（啤酒酵母）、維他命C及天然鎮定劑——鈣。

如果您是位推銷員，無可避免的，腦力和體力會極度的消耗，因此，欲消除疲勞、壓力，每天最好喝下大量的維他命C（二～四公克）。

同時，別忘掉每天約五百IU的維他命E，三～六匙的啤酒酵母，以增強體力。

勞力工作者，即最典型的肉體勞動者，需要攝取充分的啤酒酵母以補充體力；同時，每天最好服下大量的維他命C（一天一～三公克），以加強肝臟機能；每天吃進五百IU的維他命E，可防止肉體勞動所產生的肌肉氧化作用異常，並且每日吃三十～五十公克的鈣和蛋白質，可以加強肌肉活動力。

肉體勞動的人，尤其要攝取多量的維他命，我們常常看到一些人，每天吃大量的肉類，想藉此補充養分，事實上，這種做法是不正確的。應該是多食用自然的碳水化合物，而非大吃特吃肉類。

忙碌的現代社會，三更半夜仍有人在工作著，像計程車司機，到了深夜還需要賣力駕駛，他們體力大都失去平衡，因而精神壓力也就無可避免。如果您希望避免身心的不協調，請多攝取維他命，每天最好二～四公克。睡前能夠喝一～二匙的啤酒酵母和喝一些含鈣豐富的牛奶，更容易入睡，即使在明亮的地方，也能睡得安穩，各位不妨試試看。

到了退休年齡，常會意識到自己的老化現象，如果每天早晚攝取有去老返童的維他命E（每天五百IU），您將會感到自己還年輕，體力充沛。

每天攝取一公克的維他命B和鈣，可以預防骨骼的老化和脆弱，還有為了防止腦力的衰退，每天必需攝取三匙啤酒酸，那麼，將可緩慢老化的速度，無論什麼時候都將感到自己精力充沛，身心愉快。

二、嗜酒者多補充維他命B群

工作完畢，跟同事暢飲幾杯酒，或回到家裡夫妻倆一起淺嘗美酒，或是宴會時大量的喝酒等，總之，喝酒的機會實在太多了，酒能讓人暫時忘却憂愁，人們也常藉它消愁。古代拿酒當做藥物使用，可知微量的酒，有益身體。只可惜，愛好杯中物的人，大部分都嗜酒，以致產生很多副作用，影響身體健康。

總之，少量的酒，可以鎮靜中樞神經，可是飲得過量，容易使血管破裂，或是腦細胞產生脫水症狀，破壞腦細胞，同時也是維他命和礦物質的剋星，體內的維他命B_1、B_2、煙草酸、維他命B_{12}，葉酸、維他命C、維他命K、亞鉛、鎂、鈣等，也會被破壞掉，尤其是維他命B_1和煙草酸受損害更大。

從前人說：喜愛睡懶覺或早晨時喝酒或洗晨間澡的人，壽命似乎比較短，尤其是早晨喝酒者。在美國流行一句話：「晨間飲番茄汁拌伏特酒，比晚餐喝威士忌更糟。」

體內等量的酒精，在夜間飲用的燃燒時刻，比在晨間喝的燃燒時刻早，換言之，早晨喝的酒，停留體內的時間較長，會影響身體健康。深夜喝的酒，也不是即刻代謝分解完畢。所以，只要少量淺嘗，就能夠保留在血液內，幫助您提早入睡。

從另一個角度看，一旦養成喝酒的習慣，戒也戒不掉，所以，應該認識一些以維他命克服體內酒精的方法，這對我們有益無害。

當您曉得今天必需喝酒時，請預先攝取三～五湯匙的啤酒酵母及維他命B群，尤其是煙草酸，它能促進血液循環，使消化器官的工作正常化，也使酒的代謝更順利。在昨晚睡前，攝取同量的啤酒酵母，萬一有宿醉毛病，最好在前一天每一餐中先攝取等量的啤酒酵母，起床後再攝取一公克以上的維他命C。

所謂宿醉，就是酒精分解後的化合物，破壞腦中的維他命B群和降低肝臟解毒的機能，因此，必需補給維他命B群和維他命C。如果您已酒酣耳熱、昏昏欲睡時，趕快攝取一公克的維他命C，可以清醒過來。

根據美國德克薩斯大學威廉博士的研究，把含有維他命A、B群、C、D、E等高蛋白質食物給酒精中毒的老鼠吃，結果，您會發現這隻老鼠以後不再想喝酒，我想這或許能用在人身上，酒精中毒者，不妨一試。

三、維他命能抵禦香菸所帶來的害處

就維他命C的喪失量評量，香菸的損害量亦不少，只抽一根香菸，會喪失掉二五mg的維他命C，抽一支香菸，消耗了五十mg。如果您是位老菸槍，一天必需補給二～四公克的維他命C。

單靠維他命C，仍嫌不足，每天必需再攝取四百～一千IU的維他命E，及每天攝取維他命一萬IU的維他命A，硒每天五十公絲，可以保健心臟、血管、肺等。

還有，從維他命C缺乏的問題，談及常被用來止痛或解熱劑的阿斯匹靈。當阿斯匹靈進入人體後，維他命C的排出量會高達三倍，所以，一旦服了此種藥物，需要再補給充分的維他命C。

維他命C也會因壓力或發燒等而減少，因此，一感到焦急不安或發燒時，請立刻多吃維他命C。

四、加糖的咖啡易引發成人病

1. 一天喝五杯以上咖啡容易造成心臟病

您平均喝幾杯咖啡？咖啡是現代人飲食生活裡，不可缺乏的物質，因此，每天喝一杯，甚至於喝三杯或五杯的現象極為平常，但是，咖啡喝過多，並不是值得高興的事情。

包含在咖啡中的咖啡因，屬於強烈的藥物，一旦進入體內會迅速又直接的影響中樞神經系統，您是否察覺到，當我們精神疲憊時，一杯咖啡入口，立刻精神煥發，思考清晰，不再是有氣無力的神情。又咖啡因除了包含在咖啡外，連可口可樂、巧克力等，也含有這種成分，因此，它們都有刺激神經，振奮精力的作用，但如果每天大量攝取，會引起中毒的症狀。

中毒症狀中，最嚴重的現象是欲罷不能，如喝過量，容易變成神經質或焦躁不安。

咖啡因對高血壓或心臟病的危害性很大，英國的醫學雜誌《柳葉刀》記載P・柯耳博士說：「咖啡跟膀胱癌有連帶關係。」根據同樣的英國醫學雜誌敘述：每天喝五杯咖啡的人，比完全不喝咖啡的人，患心臟病的可能性高出一、五倍。

美國醫學雜誌報導：咖啡因會使人的食慾減退，體重減輕，引起焦急不安、失眠症、皮膚充血、惡寒等咖啡性症狀，同時，也會使貯存的糖分滲透出來，影響內分泌組織，破壞維他命B群，尤其是B_1，所以，它是造成低糖症的原因。

您喝咖啡時，是否挑選不加牛奶的黑咖啡呢？又是否有加糖的習慣？如果答案為「是」，那麼，您罹患低血糖症的可能性很高。低血糖症一般不太受到醫學界的重視，但是，美國已經將它視為飲食生活不規律起因的文明病。

依據美國一位學者的調查報告，大約有一半以上的美國人，體內隱藏著這種症狀。

低血糖症的人，經常會感到疲勞、憂鬱、失眠、不安、著急、頭痛、目眩、心悸、肌肉疼痛、肩膀僵硬、食慾不振、恐懼感、集中力減退、麻木、慢性消化不良、精神紊亂、手腳冰冷、關節炎、非社會性的行動、肥胖、想要自殺等現象。如果您感到自己有其中幾項，很可能得了低血糖症。

2. 維他命C是治療低血糖症的第一步

低血糖症究竟是何種疾病呢？它是和糖尿病相反的病症，亦即，糖尿病患者屬於血糖過剩，低血糖患者恰好相反，他們的血糖值極度偏低，這可能和我們日常食物的品質有關，因為目前的食品過分精製，如化學藥品般，故易導致胰臟內的胰島素分泌過量。例如，白砂糖、白米、精製小麥粉，一旦進入到腸內，被小腸吸收的速度非常快，血糖值也相對的猛烈上升，胰臟只得即刻刺激胰島素分泌，以應付血糖值的急促升高，結果體內的胰島素過多，又經三小時，血糖值會異常的下降，導致低血糖症。

咖啡因的作用和上述類似，它會刺激副腎，促進肝臟的活動，影響血液中的中葡萄糖，引起血糖值急遽上升，最後又使得血糖值極度降低。

造成低血糖症的導因，還有香菸、食鹽、壓力、過敏誘發物質（化學藥品、食物添加物）等。可說在我們四周的生活環境，處處佈置著患病因素，所以，應該瞭解一下營養方面的知識，好對付低血糖症。

首先，每天攝取一千五百～三千mg的維他命C，分做二、三次，在飯後服用，及每天補充四百ＩＵ的維他命Ｅ。此外，鈣（牛骨粉食物）和海藻粉末（碘），每一天也需要若干量，同時，也應該服用三～六小匙的燐脂質。

自我注意事項：儘量避免攝取砂糖、飲料、酒精、咖啡、香菸等物質，捨棄香噴噴的白米飯，改食糙米，不再吃精製的白色麵包，以黑色麵包代替，此外，也應該少吃肉類，徹底實行以水果、蔬菜、穀類為中心的飲食生活。

五、集中思考力的健腦維他命

1. 維他命B不足等於腦力不足

或許您曾經說過：「前途如何，我無所謂。只求把自已份內的工作，做得盡善盡美，就心滿意足了。」然而，相信在您內心深處，仍是渴望事業飛黃騰達，只是您缺乏一顆向上的心罷了！縱使是白領階級，如果內心毫無鬪志，在公司裡也會是個不得人緣的人。

那麼，到底要從何處著手，才能抵達成功？當然，跟平常的工作狀況有關係，但是，若再運用機會，如在開會席上或上司面前，勇敢準確的提出與眾不同的意見，以誇示自己的存在，則您已經踏出成功的第一步。

怎麼做，才能夠在會議席上提出驚人的意見，令上司重視您的才華？必須一方面埋首苦幹，提高工作成績，一方面藉助維他命的效用，強健腦力。

在維他命中，尤其需要補給有健腦維他命之稱的維他命B群。建議大家，每天攝取酒酵母二～三匙，在研究維他命的人群中盛行一句話「維他命B不夠就是腦力不夠」，可知提高腦的作用，絕對缺少不了維他命B群，其中以維他命B_1最有效，被視為工作上的維他命。

相信大家都曉得，缺乏維他命B_1容易患腳氣病。目前市場上食品充斥，卻也有不少人罹患腳氣病，推究其原因，可能是現代人生活忙碌，疏忽了營養以及攝取過多的速食品，造成維他命B_1不足，實在是很糟糕的狀態。

腳氣病在醫學上稱為「多發性神經炎」，也就是神經細胞發生變異的一種疾病。

維他命B_1不足時，起初全身感到倦怠，引起食慾不振或便秘，甚至造成視力模糊或重聽的現象，後來病況惡化，手腳會浮腫或麻木，以致行動困難，心臟漲大或血壓偏低等現象。

同時，因為神經細胞受到侵害，所以，引起了神經衰弱。補救的方法：充分供給維他命B_1，發揮神經細胞與生俱來的機能。

更詳細的解釋，維他命B_1能夠使糖質氧化，轉化為熱能，且可以輔助神經細胞；維他命B_6，能夠促進體內蛋白質的合成作用；維他命B_{12}可以製造促進代謝作用的物質。

這三種如果能同時充分供給，頭腦將會更清晰、更活潑，您的神經系統會更健全，如此，您便能夠集中精力，增加工作幹勁，提升辦事效率，在會議席上，自然能發表出卓越的見解，打敗競爭對手。

除了維他命B群外，還應該一天攝取一公克以上的維他命C，及每天四百IU的維他命E，如果意識到精神老化的狀況，請再補給鈣，如此，您定是一位精神抖擻，思考靈敏的優秀人員。

2. 別忘了維他命C和啤酒酵母

薪水階級者，一進入四十歲，會開始擔憂自己地位的問題，因此，請您確認下面幾項：

• 是否經常有心悸、焦急不安的感覺。

• 早晨起床時，是否感到肩膀僵硬、或身體疲倦。上午時間，做起事來無精打采。

• 升級後，是否突然感到精疲力盡，常常因公司的問題而寢食難安。

• 食慾是否減退，體重是否減輕。

• 是否因生活緊張，而常常上廁所。

• 夫妻間的生活，是否和諧，會不會經常吵架。

• 每當操勞過度時，是否有下痢或便秘的情形發生。

• 精神不安時，胸部是否如被壓迫般的難受。

• 回憶昔日種種罪過，是否感到心痛。

• 逛街時，是否經常會感到頭暈目眩，體力不支。

• 是否畏懼噪音，對於鋼琴或風鈴的聲音，是不是令你煩躁，睡不著覺。

有上述現象的人，您可能已經患了典型性的精神衰弱症，請儘早解除這些壓力，否則您的症狀會日趨惡化，更別提升遷一事。

此外，應該補給維他命，每天攝取維他命C一公克以上為宜，和若干量的啤酒酵母，及三百～一千五百IU的維他命E，一～二公克的鈣，並再加上三十～五十公克的植物性蛋白質，將可解除您身心不調和的現象，恢復昔日的神采，發揮您的潛在能力。

六、愛打麻將者請常服維他命

有些人當心裡煩悶時，總想藉著打麻將消除壓力，然而萬一輸了錢，豈不徒然增加負擔，再說，打牌的人大部分都喜愛抽菸，弄得室內烏煙瘴氣，而且經常是通宵達旦硬拼到底，結果搞得睡眠不足，影響身心。

因此，有勝算把握時，才打麻將，以免徒加壓力，至於賭贏的方法是；打牌之前，先補給一～二公克的維他命。您將能保持冷靜的頭腦，不慌不急的進行玩牌遊戲，亦能抵抗菸霧的侵襲。

還有，為了增強腦力的活動，企求勝利，除了維他命C外，最好也能再攝取含維他命B群的啤酒酵母若干量，和攝取四百IU的維他命E，以振奮精神，如此，相信您贏的機率很高，其他，再攝取精神安定劑——鈣，睡時又服用一些啤酒酵母，那麼，明天您仍然神采奕奕。

第五章

維他命具美容養顏功效

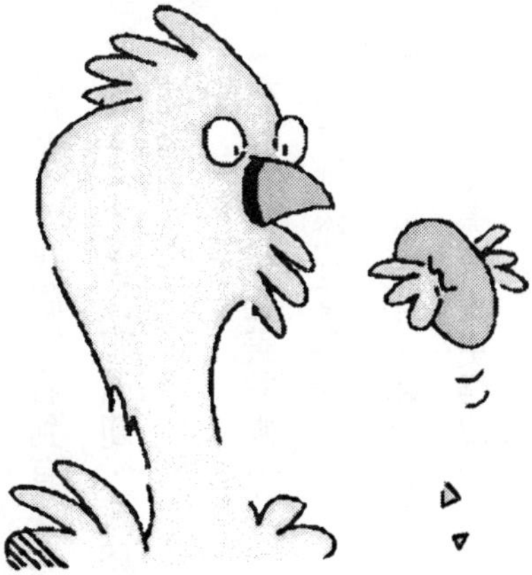

一、維他命是永保美麗和青春的秘方

近來，離婚率急遽增加，如果離婚能使男女雙方朝向另一旅程邁進，那麼，此事無可厚非，但是，若因彼此已經喪失了吸引力，或是因嫌惡對方而離婚，烙在雙方心中的傷痕一定很深。既然結婚，夫妻兩人必須共同扶持，為建立幸福的家庭而努力，同時，也要維護年輕時的魅力。

特別是女性，更應該保養自己，讓自己漂亮的像朵花，我們常看到有些太太結婚生孩子後，變得邋遢，不注重打扮，完全喪失了女性優雅的風範，難怪她的先生會被魅力十足的女性所吸引，風流韻事不斷。

或許有人會提出異議：「年紀漸長，那有辦法永遠保持年輕美貌呢？」

對這種論調，只要能夠攝取夠量的維他命，可以一直保持青春。

因此，與其塗抹昂貴的化粧品，不如多補給維他命，換言之，維他命是內服化粧品。由內部引發出來的美麗，才是真正的美，自然美令人更讚嘆。

在此，向各位推薦美容妙方「蛋白質飲料」，它的材料是脫脂奶粉若干，啤酒酵母一大匙，養樂多若干、燐脂質一大匙，植物性蛋白質粉末二大匙，黑砂糖或蜂蜜半大匙，新鮮的香蕉或草莓少量，放進果汁機裡攪拌，每天早上喝一杯，相信您會擁有永不老化的皮膚。

此外，又補給維他命和礦物質，您一定是位身心健康，富有吸引力的人。具體而言，每天攝取三～四小匙的啤酒酵母，分做二～三次，在飯後服用，因為啤酒酵母（維他命B群）中的維他命B_2和B_6，有防止臉上分泌油脂或長青春痘的功效。

再每隔一天攝取二萬五千IU的維他命A，最好在早餐後或晚餐後，分二次攝取，維他命A可以保持柔軟光滑的肌膚，加強皮膚的抵抗力；還有攝取含維他命P的維他命C，每天五百mg，在每餐後和睡前服用，維他命C可以治癒青春痘，又能預防臉部毛細管的破損，並且能提早傷痕的癒合。

維他命E能跟維他命C協調，共同抑止青春痘的發生，促進皮膚的新陳代謝，因此，最好每天攝取四百IU，分做二、三次，在飯後服用，其他尚有維他命B_2複合體和纖維醇，每天攝取一千mg，以及鈣、葉綠素等礦物質，如此，稱得上是完善的美容法。

維他命和礦物質，對解除討厭的婦女病很有效，下面將按照各種疾病做詳細說明，以供各位參考。

二、可以減肥的維他命

1. 肥胖是因女性荷爾蒙分泌異常

有人以為，飲食生活豐富的人，才會長得肥肥胖胖，事實並非如此，肥胖是營養缺乏的緣故。目前市面上販賣的食品，太過精製，缺乏營養價值，大量食用體態容易超重。

肥胖不只是外表不勻襯（利用美容方法解決），最主要是容易罹患高血壓或糖尿病，尤其是女性進入更年期時，比一般婦女痛苦，趁早減肥為宜。

物質充裕的現代，體重過重的男女愈來愈多，根據醫學報導「肥胖跟女性荷爾蒙的分泌量以及皮下脂肪量有關」。由此推測，女性比男性更容易長胖。

一般而言，女性的皮下脂肪較男性發達，以乳房周圍、肚臍、腰部、大腿上部最容易儲存油脂，造成中年婦女特有的體形。

讓我們觀察女性肥胖的契機：

・懷孕和生產占四二％。

・流產、不再生育、結紮占三十％。

・更年期、停經症占一五％。

・青春期占十一％。

談到青春期的肥胖症，此時期卵巢機能開始活動，從初潮以後皮下脂肪會急速增加，又因外在壓力，導致自暴自棄、亂吃亂喝，體重增加的更快。

成熟期女性的肥胖症，大部分是因卵巢機能不全，不孕症、月經異常等，和女性荷爾蒙分泌異常有關。

懷孕三十個星期後，腹部和大腿上部的脂肪增多，加上胎兒及附帶物（胎盤和羊水）等，體重大約上升十公斤左右，如果超過十公斤，顯然是過度肥胖，容易感染懷孕中毒症，難產的機率很大，孕婦很可能因肺栓或出血過多而死亡。

更年期肥胖症，此時期卵巢機能衰退，只需要微量的能源即足夠，然而，這時期的婦女，飲食分量非但沒有減少，加上運動不足或情緒不安定，很快就發胖。

2. 植物性蛋白質能使脂肪氧化削減體重

許多人一直受肥胖的困擾，不如從今天開始實行營養減肥，首先，每餐攝取三十～五十公克的植物性蛋白質，以除掉體內過剩的脂肪。一公克的蛋白質能發揮出四卡路里的熱量。

每天攝取五百 mg 以上的維他命 C，分做二、三次，在飯後飲用。維他命 C 具有解毒的功能，可以預防或治療懷孕期間中毒的現象，同時，能夠軟化糞便，對於因便秘造成的肥胖最有效。

還有，每天把四百～八百IU的維他命E，分做二、三次，在飯後攝取，可以調整女性荷爾蒙異常分泌或不均衡的狀態，同時，亦能避免分娩時，胎兒缺氧的現象，所以，產前二、三個星期，必需多補給維他命E。

當然，也需要含維他命B群的啤酒酵母，維他命B群能促進新陳代謝，阻礙廢棄物囤積體內，尤其是維他命B_2和B_6，可以防過氧化脂質的形成，分解有害物質使其排出體外，總而言之，維他命B群有減肥的效果。

果膠能夠去除脂肪、防止便秘，所以，每天最好攝取五～十公克，分做三次在飯前攝取，其他還有鈣和鎂以二：一的比率一併服用。

週末二天假期，特別需要節食，其方法：

- 早起後，以高壓浣腸法洗腸後才排便。
- 上午十一點吃一、二個水果。
- 午後，做些輕鬆的運動或散步或日光浴等。
- 下午一時，喝微量的天然蔬菜汁或適當的生蔬菜。
- 午後必須休息。

・下午四時，再度食用生蔬菜。
・下午六時，到四處散步或做柔軟體操後，再沐浴。
・下午七時，喝一杯蔬菜汁或果汁。

只要實行上述減肥方法，二天後，體重可能減少三公斤。

3. 注意青春期女性的疾病——食慾不振症

過度的胖，真令人煩心，然而，極端的消瘦也是生理異常的現象，從十六歲到二十五歲之間的女性，有體重太輕或神經性食慾不振症（又稱為青春期消瘦症）的例子很多。

患者年齡，平均大約在十七歲十一個月左右，由於受母親溺愛或頻頻干涉，以及本身愛撒嬌的習性，或者是徘徊於獨立和依賴之間，難下決定，以致畏懼肥胖，節食的意識非常強烈。

與其說是食慾不振，毋寧說是強迫自己節食，一旦持續了三個月以後，將較標準體重低二十％以上，且產生無月經的狀態。

在此，順便提標準體重的求法：

・身高一六〇公分以上者，是（身高減一百）×〇・九。

・身高一五〇公分以下者是，身高減一百。

・身高一五〇～一六〇公分者是（身高×〇・〇〇四）＋五十。

母親們，您是否為家中女兒的健康操心，那麼，您不妨用上述的方法，計算她們的體重。

營養方面注意事項：每天攝取五十公克以上的植物性蛋白質，防止營養失調，又補給五百～一千IU的維他命E，調整荷爾蒙的分泌，並且吸取一公克以上的維他命C，增強腦力。

同時，再攝取啤酒酵母、綠藻、氨基酸（尤其是麩胺酸），便能穩定精神，加強腦的活動。

要是自己女孩罹患青春期消瘦症，除了遵循上述營養的指導外，母女更應該坦誠商討，解決她們心中的壓力，以及實行瑜伽術或冥想，使心胸變得寬潤，幫助治療效果。

三、避免生理期間的疼痛和寒冷症方法

1.利用啤酒酵母減輕生理期的疼痛

生理期間，往往會影響到女性的情緒，有些人甚至被困擾的寢食難安，她們疼痛的種度，實非筆墨所能形容，以致每月總有一段時間會引起她們的不安或歇斯底里的情形。

如今，美國已經成立了專門治療生理疼痛的醫院，在此之前，醫學界們曾對二十九位女性做過觀察，這些女性們，每當生理期間總是疼痛難忍，結果發現，與體內營養成分有關。

她們跟月經正常的女性們做一比較：砂糖多三倍；鈉（鹽）多二倍；相反的，維他命B_1只佔六十分之一，維他命B_2只佔五分之一，煙草酸佔十分之一，維他命B_6佔五分之一，鐵、亞鉛等礦物質，也僅是二分之一，顯示二者的養分有很大的差距。

生理期間疼痛的女性，首先，停止攝取多量的砂糖和食鹽，以避免痛苦。

同時，必須攝取以下的礦物質和維他命；含有維他命B群的啤酒酵母，每天攝取三～五小匙；維他命C和維他命P一併服用，每天一公克以上。

此外，每天補給四百IU的維他命E；鈣、碘（海藻粉末）等，每日若干量，如此，您將免去生理期的困擾。

同時，您將朝氣蓬勃，時時刻刻表露出明朗的笑容。

2. 啤酒酵母有治療寒冷症的效果

婦女病眾多，時常困擾著女性們，寒冷症便是其中一種。

寒冷症是因自律神經失調或荷爾蒙分泌不正常，導致血液循環遲緩的結果，其症狀為手腳、腰部附近冰冷。

根據患者自身的說法：「寒冷症相當難受，始終需要摩擦手腳以及穿著厚重的大衣。」

除了上述的情形外，經常感到頭疼，思考力漸漸遲鈍、頭昏眼花、耳鳴、焦慮不安、歇斯底里、睡不著覺、頭暈、消化不良、嘔吐、噁心、腰部酸痛、容易便秘或下痢以及生理不順等現象。可知寒冷症女性的苦楚。

營養方面注意事項：多吃碘（海藻粉末），可以使甲狀腺分泌正常，促進新陳代謝。

每天又攝取二～三匙的啤酒酵母，以及五百～一千IU的維他命E和一公克左右的鈣。

如此，便能夠驅逐寒冷症的襲擊，使全身的引擎順利運轉，血液循環順利，您的生命將再度活躍起來。

四、治療貧血的處方——維他命E

多數的女性，會因為貧血而感到苦惱，經常臉色蒼白，有氣無力的樣子，完全喪失了活潑明朗的魅力。

貧血的症狀由於狀態很明顯，容易診斷出來，至於其病因複雜，普通是缺乏鐵的貧血（鐵吸收障礙、鐵分不足、月經異常出血、懷孕、生產等）所引起的，生產的次數愈多，貧血的罹患率愈高，貧血病患者，容易併發胃和十二指腸潰瘍、慢性胃腸炎、子宮肌腫、鼻爛、痔、泌尿器出血等疾病。

其他的惡性貧血，如果是遺傳因素、放射線引起的障礙、藥劑的影響、濾過性病原體的感染等，往往會有白血球減少、流血的症狀；如果是缺乏維他命B_6，導致製造血紅素的能力降低，而引起的貧血病，患者指甲變形且易斷，有口角炎、舌炎、皮膚色素沈著、日光過敏、黃膽、腰酸、發燒、出血等跡象。

此外，因維他命B_{12}或葉酸不足，以致骨髓機能異常而感染上巨紅芽球性貧血的人最多，大約佔九十％以上。

農村女性貧血的罹患率，較都市女性高，約有二十％的農婦一直被貧血困擾，其中以種植菸草、養蠶、培植塑膠園藝、酪農、養雞、養豬等工作的女性特別顯著。

營養方面的指導是：每天服用三百～五百ＩＵ的維他命Ｅ，分為二、三次，在飯後攝取。維他命E是女性的必需品，亦是治療貧血不可缺少的物質，卻不能跟鐵一齊吃，否則會起化學結合。請先攝取鐵分，經過三小時後，再吸取維他命E，每天又將五百公克以上的維他命C，分做二、三次，在飯後服用，以促進體內吸收鐵的速度。

還需要加含班多生酸或葉酸的啤酒酵母，然而，惡性貧血者，想同化維他命B_{12}必須大費周章，因此，最好和鈣或醋一併攝取，幫助維他命B_{12}的吸收。

礦物質中，錳可以幫助鐵的吸收，必需攝取若干；每天又攝取植物性蛋白質三十～五十公克，分做三次，在飯前服用，因為它能夠供給氨基酸，促進體內合成血紅素。

自我注意事項：確實攝取含鐵量豐富的食物（肝臟、蔥、南瓜、大蒜、蘿蔔、芋頭、香蕉、蘋果、葡萄等）。

荷蘭民間有一種療法，即將含鐵的汁液，注射進蘋果內部，直到第二天早晨再吃，效果頗佳，諸位不妨一試。

五、一舉消除便秘和消化不良症

1. 果膠可以治便秘

人體由10^{14}個細胞所構成，唯有每個細胞健全，體內各種機能才能正常，萬一有過多的廢棄物或毒素積存在細胞間，各組織可能發生變異。

因此，首先要注重保健之道，清除附著於細胞間的囤積物，最典型的淨化法是排尿和排便。

一般人一天用餐三次，然而，卻有少部分人一天只需要一～二餐。我們姑且不論攝取份量的多寡，只就消化過程而言，食物進入體內後，經由化學變化產生養分和廢物，養分被吸收，廢物在夜間時刻，全部堆積在腸內，因此，有排便感。

如果能在晚餐後至隔天早晨，大約十幾個鐘頭的時間安枕而眠，有助於體內排泄廢物。

人類歷經數萬年的演進，排便成為體內活動中重要的一環，因此，受到障礙，停留在腸內的廢物和毒氣，會再度被血液吸收，流向全身。

結果，血液變得混濁，細胞受到污染，由此可知，便秘是不容忽視的。

在美國因便秘引起直腸癌的人數相當多，我國這種跡象愈來愈明顯，尤其是女性，受便秘困擾的人，逐漸增加實在令人擔憂。

科學昌明的現代，從早上起床，一直忙碌到深夜，那有充分的時間上廁所，又因生活節奏的加快，生命步調不協調，影響到排便，或是運動量不夠，體重過胖等，導致腸內肌肉收縮遲緩，阻礙排便。此外，飲食中缺乏纖維食物，也容易引起便秘。

便秘屬於典型性現代文明病，如果置之不理，情況愈來愈嚴重，治療方法除實行醫師列舉的營養成分表外，每天還需攝取八～十公克的纖維（果膠）。

因為纖維可以提高腸的蠕動次數，淨化附著於腸壁的廢棄物，所以，對便秘的治療有效。

此外，每天還要攝取一公克的維他命C，因為維他命C有柔軟糞便的作用，可預防便秘，以及每天服用二～三匙的啤酒酵母，和每天喝五百IU的維他命E，有助於新陳代謝的進行，不必再為便秘煩惱。

自我注意事項：每天補給充分的水，一日喝一杯蔬菜汁或果汁（二者不可以混合服用），也能防止便秘。

飲天然蜂蜜，對便秘也有效，每天做輕鬆的運動（尤其是腹肌運動），刺激腸壁，同時，不要忘了逐漸養成固定時間排便的習慣。

2. 消化不良、廢氣受阻可服用大蒜精

通常女性腸內有廢氣積存時，總是忍耐著，弄得心神不寧，表情怪異。廢氣貯存在腸內的原因，是消化不良所造成。

一般年輕人，由於吃得過度或囫圇吞棗的習慣而產生消化不良，至於年紀大的人，因為胃液分泌不足，胃壁薄弱而引起消化不良。患者體內的食物，不容易被分解，有時會腐化，也是造成廢氣的因素。

治療方法是，每天攝取二～六ml的大蒜精，分做二～三次，在飯後服用，因為它能中和毒素，殺死胃內有害的細菌，阻撓廢氣的發生等。同時，每天再供給若干量的啤酒酵母，以便淨化腸壁，其成分中的維他命B_1、B_6、煙草酸具有促進腸內酵素反應的作用，每天飯前、飯後又攝取二十～三十公克含有酵素成分的植物性蛋白質。

蕃瓜素、胰消化素等酵素能刺激消化，每天最好攝取若干，以及鎂、鈣一～二公克，其他還有養樂多、醋類、木瓜、香蕉、檸檬等，可幫助消化。

六、維他命可以使皮膚細嫩精神抖擻

1. 維他命A是治療青春痘最好的物質

愛美是人的天性，誰不希望擁有健康細嫩的皮膚，特別是女性。有些人卻被青春痘糾纏著，拜訪名醫，也不見得有效，因此，這一節將提供營養治癒法，供各位參考。

首先，應該瞭解青春痘是因男性荷爾蒙分泌過剩或不均衡所造成的，事實上，男性較女性多。

青春期間最容易長青春痘，在這個階段的青年男女，特別注重自己的外表，因此，對青春痘感到莫大困擾，常會用手指擠壓，使皮膚惡化，所以，還是趁早治療。

營養治療法：第一，每天攝取五千～一萬五千IU的維他命A，分做二、三次，在飯後攝取效果頗佳，因為維他命A治療青春痘是最有效的維他命。

其次，每天把三百～一千IU的維他命E，分做二、三次，在飯後服用。維他命E被稱為口服化粧品，是經由體內療法達到美容肌膚的效果，同時，排除皮膚分泌出來的脂肪，直接塗在青春痘上也有效。

維他命B群（尤其是煙草酸），治療青春痘有效，每天攝取二十mg，於飯後服用，或者是補給含煙草酸的啤酒酵母，效果一樣。

維他命C，每天攝取一～三公克，分做二、三次，在飯後服用，它具有淨化作用，就一般而言，腦的視床下部或腦下垂體，控制荷爾蒙分泌，因為，它們含有豐富的維他命C，所以，只要我們能多攝取維他命C，即能控制荷爾蒙的分泌。

再來是每天將骨粉食物一～二公克，分做二、三次，在飯後服用，以補充體內的鈣，調節荷爾蒙的分泌，安定精神，總之，鈣除了對青春痘有效外，亦能穩定焦慮不安的情緒。

最後，還需要積極攝取植物性蛋白質和植物油（維他命F）等。因為皮膚的新陳代謝迅速，隨時生出新的細胞，所以，需要大量的蛋白質，維他命F有輔助維他命E的效用。

自我注意事項：避免使用刺激性的肥皂或洗髮精，儘量少吃肉類，動物油、砂糖、牛奶；飲食方面，採用新鮮的蔬菜、水果、穀類為宜。

呼吸新鮮的空氣，充分的睡眠，以鬆弛緊張的情緒，同時，攝取適當的養分以及多量的水、適度運動，可以防止便秘。睡前按摩皮膚，再親自製造敷面霜，塗抹在肌膚上，能預防或治療青春痘。調配敷面霜的方法是：將小黃瓜磨成黏稠狀，塗在臉部，或把牛奶、硫黃、黑砂糖混合攪拌，當做敷臉用。

在歐美國家，他們利用紅蘿蔔、面霜混合煮，待冷卻後，敷在臉部。但是，切記在塗抹紅蘿蔔前，臉部必須清洗乾淨，用後不能再擦市面上販賣的面霜或化粧水，否則青春痘容易惡化。

2. 維他命E可以防止黑斑、雀斑

黑斑、雀斑是愛美女性的剋星，它們因臉部皮膚分泌出來的脂肪和外界的水份混合，形成一油膩膩的表皮膜，如果不清洗乾淨，會逐漸變質而造成的；受到強烈紫外線的照射或化粧品的刺激時，臉部表皮的脂質，轉為過氧化脂質，如果再和蛋白質結合，也會造成黑斑、雀斑，甚至把女性漂亮的面孔染黑，即黑皮症。

無論如何，我們必須預防過氧化脂質。即每天最好攝取維他命E，三百～六百IU，以促進體內血液循環，保持肌膚健美；維他命C具有還元作用，每天服用一～三公克為宜，以防止黑色素的重合反應，恢復您潔白的皮膚，並且促進身體骨有機質的製造，增強皮膚彈性，防止縐紋的發生。

此外，每天再攝取二十～三十公克的植物性蛋白質，它是新皮膚細胞必需營養物質；還有果膠可以淨化腸壁，防止便秘，每天最好服用五～十公克，幫助消化，啤酒酵母也能維護皮膚健康，每天攝取若干量。如此，您將擁有美麗細嫩的肌膚。

自我注意事項：避免在烈日下曝曬過久，不濃妝艷抹，阻礙皮膚的呼吸，以及充分的睡眠。選用化妝品時，含有維他命E者最適宜。

七、利用維他命美化頭髮和四肢

1. 維他命B群有護髮的功用

有句俗語：「頭髮是女人的生命」，有些人認為，那已經不合乎時代潮流。的確，最近女性的髮型千變萬化，不像古人頭髮愈長愈好，目前，美髮院林立，能為女性們設計多采多姿的髮型，使得頭髮有了新的詮釋，也導致女性們不太關心髮質。然而，男性們對烏溜溜秀髮的迷惑，始終不渝。

烏黑柔軟的秀髮，並非只靠洗髮劑就能獲得，還需要實質的營養補給。即把三～五匙的啤酒酵母，分做數次服用，因為維他命B群是秀髮成長時，不可缺乏的物質，根據A・廸賓斯博士的說法：班多生酸、葉酸、PABA（快速安息香酸）、有防止白髮的效果。

再來，每天攝取二萬五千IU的維他命A，它能夠輔助維他命B群，維護頭髮的亮度，每天攝取五百IU的維他命E，可促進頭髮的色澤，再加上碘、矽、硫黃等礦物質的功用，您的頭髮自然健康光滑。

飲食方面：多攝取魚、肝臟、小麥胚芽、酵母，並且經常做頭部按摩。

2. 維他命A具有美化手腳的功用

潔白光滑的玉手，是女性們夢寐以求的，也是令男性們著迷的焦點，因此，總得保養一番，尤其是整天被家事所困的婦女們，雙手早已被洗衣粉、清潔劑侵蝕的粗糙不堪，雙腳也失去了光澤。

維護美麗的手腳，必須從體內開始，補給維他命或礦物質。

首先，一天四～六匙的維他命B群，分做數次攝取，不但可以美化肌膚，同時，也能強健指甲。

每天服用二萬五千IU的維他命A，對手腳和指甲的維護效果很強，還有維他命E，每天一百～四百IU，分做上午、下午二次，可以加速皮膚新陳代謝，它又能配合維他命A，增加指甲的光澤。

礦物質中，鐵可以防止指甲脆弱，亞鉛可以消除指甲的斑點，有些人認為，動物膠能強化指甲，其實不然，動物膠缺乏二種必需氨基酸，只能供給一種「格利辛」的氨基酸，所以，還是植物性蛋白質，對四肢和指甲的保健，效果更顯著。

飲食方面：儘量避免攝取過量的巧克力、豆類、乾燥水果、油炸物、咖啡、可口、酒精等物品。

八、給頭痛、目眩女性的良方

1. 四百～八百IU的維他命能治癒頭痛

頭痛主要病因有三：一、頭部肌肉緊張，二、頭部動脈擴張，三、頭部末梢神經異常。由於終日生活緊張忙碌，把頭部肌肉繃得緊緊，導致頭疼。

當高血壓動脈擴張時，刺激到周圍神經，使得頭部像針刺般的抽痛，大約持續二、三個小時。偏頭痛也是血管擴張所造成的，開始時頭部前端及側面有脹痛的情形，進而漫延至整個頭，其症狀為：嘔吐、噁心，當然，女性們跟生理期有關連，懷孕轉好的例子很多。

偏頭痛跟性格也有關係，過度認真、野心家、旺盛支配慾者、自尊心強的人、熱愛工作者，持完美主義者等，都容易罹患此病。

偏頭痛也有因血管擴張而引起的，患者一旦吃了乳酪、橘子、巧克力、酒精類食物、番茄、鳳梨、大蒜時，易產生頭疼的現象。

淋浴時，洗澡室溫度過高，或在日光下，照射太久。或吃火腿、香腸、醃肉等含硝酸鈉和化學調味料等物質，可能引起血管脹大，導致偏頭痛。這種病症，大約在食後二十～三十分後發作。

其中化學調味料引起的偏頭痛，大多因飽食中華料理，因中華菜含有眾多調味料，因此，美國稱它為「中國料理症候群」。

女性罹患頭痛人數，約比男性多二倍，大部分的人利用阿斯匹靈來止痛，然而，阿斯匹靈會破壞維他命C，並且有副作用，還是儘量少吃為妙。

頭痛是發病的信號，也就是，身體已亮起紅燈，因此，想憑阿斯匹靈遮蓋住危險信號，只是徒增病情的惡化，還是不要貿然服用。

治療頭痛仍以營養指導法則，提高自然治癒力較好。一般性的頭疼，每天攝取四百～八百IU的維他命E，控制頭部肌肉的收縮，消除疼痛。

維他命B群，尤其是煙草酸，治療頭痛的效果頗佳，所以，每天最好也能服用三～六匙的啤酒酵母（含豐富的煙草酸），又每日一大匙的鈣，以鎮靜神經，再攝取五百～一千mg的維他命C，以防止過敏症。

自我注意事項：首先，介紹波格博士著名的頭痛治療法，於胃部、脖子、背骨熱敷，以解除因末梢血管擴張的疼痛，或將洋蔥、蘿蔔、甘藍菜壓碎，敷在脖子上，如果只是純粹的偏頭痛，可在側面頭部冷敷。

此外，再把各種頭疼病，做介紹：

・筋收縮性頭痛──→攝取四百～五百IU的維他命E，及四分之一匙的鎂，即可解除疼痛。

・由於耳鼻的毛病，引發的頭痛──→每天攝取若干量的煙草酸和一公克的班多生酸，分做四～五次服用，可緩和痛苦，還有每天需再服用五百mg的維他命C。有人說，將葉綠素的液體，滴一滴在鼻腔內也有效。

・高血壓引起的頭痛──→感到頭疼時，可攝取一百～三百mg維他命P、五百～一千mg的維他命C，以及若干的啤酒酵母和燐脂質，然而，請記住此時不宜吸收食鹽、咖啡、酒精、刺激物類。

・消化不良，引起的頭痛──→請患者特別注意，不要蔬菜、水果一道食用，否則容易頭痛，最好飯後休息三十分，幫助胃液分解食物。

・便秘引起的頭痛──→每餐攝取三匙的啤酒酵母、二匙的橄欖油，以及纖維含量豐富的生蔬菜，如此，自然可以解除便秘、頭痛。

・過敏引起的頭痛──→只要攝取維他命C或維他命E，可加強身體的抵抗力，防禦過敏症，此外，在飲食方面，以穀類、豆類為主。

2. 啤酒酵母有抵抗梅利耶魯氏病的作用

婚後繼續工作的婦女愈來愈多，這或許意味著職業女性全盛時代即將來臨，也是女性的能力已受到社會的肯定。然而，職業女性較容易罹患病痛，令人擔憂。

職業婦女最易得梅利耶魯氏病，其症狀是，突發性激烈回轉性的目眩、耳鳴、重聽等。以三十多歲的女性較多，尤其是神經質的人、勞心者、專門技術人員，簡言之，是工作壓力積存的結果，而患得的病症。

營養上的指示：鈣具有安定精神、保持身體恆常性的作用，每天攝取一～

三公克，分做二、三次，在飯後吃，還要再吸取若干量的啤酒酵母，因為它含有維他命B_1、維他命B_6、煙草酸等，能補給腦力。

維他命E能促進內耳血液循環，解除耳朵的毛病，每餐飯後攝取四百～八百IU，還有，為了防止毛細血管分離，每天吸取維他命C、維他命P各一公克，其他還需要三十～四十公克的植物性蛋白質，以及二十～三十公克的冷却甘油，再補給一些鉀和鎂。

自我注意事項：少喝水、少量的鹽分、生活規律化、儘量消除心頭壓力，再利用瑜伽術鬆弛精神緊張，便可治療或預防此病的發生。

九、過敏症可完全治癒

1. 每天攝取一公克的維他命可抵抗過敏症

人體有如一部精密的電腦，如果體內有異物進入時，自然會發疹、發燒等，亮出種種危險信號，但是當這部電腦故障時，營養食品進入體內，亦會閃出警告信號，即是所謂的過敏症。

導致過敏症的病因：花粉、塵埃、食物、環境的變遷……等，各種各類的因素，都有致病可能性。

其種類有過敏性鼻炎、支氣管喘息、濕疹、蕁麻疹等，不論如何，主要是根源於幼年時代營養不均衡。所以，重新調整食物是很重要的，首先，每天攝取一公克以上的維他命Ｃ，以發揮自然抗組織胺的作用，加強解毒的作用，每天再吸收四千～一萬ＩＵ的維他命Ｅ，分為二、三次，於飯後食用，能促進抗組織胺的作用。

關於維他命Ｂ群，每天攝取一公克的班多生酸，分做幾次服用，能減輕過敏症；或者補給啤酒酵母，效果相同。

罹患鼻炎或濕疹時，每天把五千～一萬ＩＵ的維他命Ａ，分做二、三次，在飯後服用，以及吸收具有抗組織效果的鈣，每日一～二公克為宜。

自我注意事項：儘量少攝取肉類食物，且起居飲食要有規律。

2. 維他命C可以治療膀胱炎

最近，膀胱炎患者顯著增加，是因尿道受細菌感染或細菌藉由腎臟而流向血液造成的。一般情況下，女性罹患率較男性高，其症狀是排尿時有疼痛的現象、每三十~五十分鐘欲排尿一次、尿液裡含蛋白質、身體倦怠、發燒等，相當厭煩。只要能多攝取維他命和礦物質，就能發揮體內自療效果。

前面說過，維他命C具有抗濾過性病原體的效果，因此，得了急性膀胱炎時，只要每隔一小時服用一次，一天五次的維他命C，便能夠痊癒，或者每日吸收含有維他命P的維他命C三~六公克，總之，必須攝取大量的維他命C，使尿液能夠酸化，以自然治癒此病。

同時，每日補給一萬~二萬IU的維他命A，於餐後服用，能修護尿酸化後損傷的黏膜；又需要維他命E六百~一千IU，以預防發炎；其他，還得供給乳漿粉，每餐後二~三小匙，及鈣、鎂、植物性蛋白質等，則您將脫離膀胱炎的侵擾。

自我注意事項：急性患者，每天喝二次熱開水、多攝取水分、飲蘋果醋、食物以天然乳酪、穀類為主，儘量少吃蔬菜、水果保持性器官清潔。

十、鈣和牛奶能引人入睡

請問您每天睡幾個小時？這裡有一份美國研究資料，調查睡眠時間和死亡率的關係，以睡七個鐘頭者，死亡率最低，過與不及，都會降低壽命。

睡眠時間不適度，會影響生活的腳步，破壞了生命的節奏。

根據史料記載：如果希望心情爽朗、暢快，嬰兒需要十六・六小時的睡眠時間，三十~四十歲的睡眠時間，需要七・四小時。

貪睡的人，可藉由鬧鐘喚醒，以去除貪睡的壞習慣，然而，睡眠不足者較為棘手，大部分都是失眠造成。據說，我國成人經歷過失眠者大約三十%。

失眠症者，經常輾轉反側睡不著覺，或睡得太淺，實際入睡的時間太短，且無法一覺到天亮，往往會醒來多次。嚴重的患者，感染到憂鬱症、精神不安

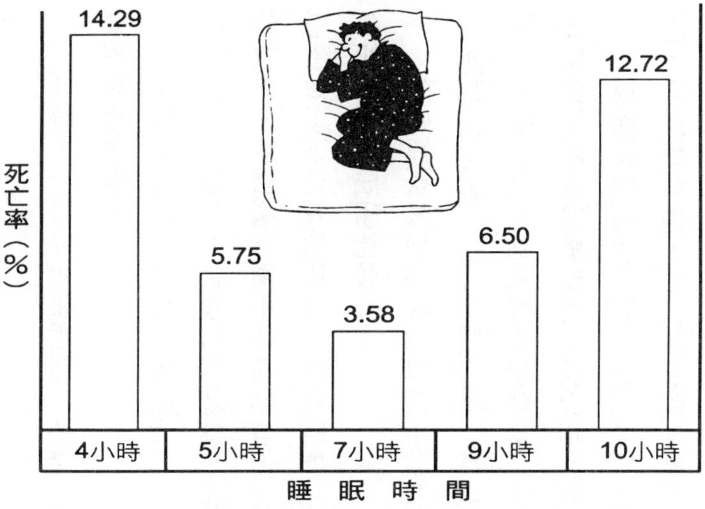

睡眠時間與死亡率關係

等精神異常症狀。

大部分人意識到今晚難以入睡時，幾乎都會利用安眠藥，就生理學上而言，它的確能引導我們睡著。然而，睡眠包含著生理學面和心理學面。

安眠藥無法達到心理學上所謂的睡眠，亦即表面上似乎睡得很甜，可以一覺到天亮，然而，卻得不到熟睡的程度和醒來時的神采奕奕。

荷金斯博士說：「安眠藥在本質上沒有治療慢性失眠症的功用，反而將它細分化，使得症狀更趨複雜。」

同時，一旦停止服用時，便產生副作用，如做惡夢等後遺症，因此，無論如何請避免食用。

失眠究竟該怎麼辦？鼓勵大家，睡前喝一小匙的鈣（牛骨粉）和熱牛奶。鈣能引人入睡，牛奶裡的氨基酸，含有鈣的成分，自然能穩定心神，具有安眠的效果。美國國立衛生院希珈魯博士曾做過一項研究，對喝牛奶與不喝牛奶的學生做了下列幾項比較：睡眠時間，睡眠深度，醒時精神狀態。結果發現，喝牛奶的學生成績比較好。

牛奶裡氨基酸與啤酒酵母中氨基酸成分相同，所以，睡前喝三～四小匙，也能幫助睡眠，或者睡覺前，改喝雞湯及大蒜一粒，同樣能舒舒服服的睡著——雞湯內，氨基酸含量豐富，大蒜具有精神安定劑的效用。萬一您對上述幾類食物產生過敏反應，請改用二匙的蜂蜜及一個檸檬汁。

根據德國傑諾比基的研究：下午一～三小時之間，能假寐二十～九十分鐘，可提高精神，並且使您晚上睡得甜穩。

十一、維他命E具有治癒低血壓效果

低血壓並非福音，是一種病，男性在一〇五以下，女性在一百以下即為低血壓。它帶給女性的苦惱甚於男性，大部分是因體質虛弱或遺傳造成的，與貧血無關。其症狀為：手腳經常冰冷、冬天怕冷、夏天怕熱、早晨無精打采。且肩膀僵硬，往往有過敏現象等，因此，又叫做「早晨的病人」。有這些跡象的患者，應該嚐試營養學指示，驅逐低血壓症。

首先，每天攝取三百～一千五百IU的維他命E，使血液循環良好，將充分的氧送遍全身；每天吸收五百mg以上的維他命C，提高肝臟解毒作用，促進代謝；再飲用若干量的啤酒酵母可增強糖的代謝，提高熱能的形成。

每天再攝取三十～四十公克的植物性蛋白質（肝臟、乳酪、雞蛋也要攝取一些），即能驅走寒冷。大蒜精能提升精神，恢復血壓正常值，必需攝取若干量；此外，鈣能改善過敏體質，每天也得一～二公克；鎂、碘有加強肌肉活動的效果，切莫忘記服用。

自我注意事項：每天早晚摩擦皮膚或早晨洗熱水澡，對治療低血壓有效。

十二、成為年輕健康的女人

1.避免更年期障礙

「更年期障礙」一句話，帶給人悽悽然的感受，那是女性們無法避免的過程。在這期間的女人，忍受痛苦的情況，實非男性所能想像的。其症狀是：火氣大、失眠、性慾淡薄、焦急不安，心裡煩躁等較顯著，總之，整天覺得不對勁。

事實上，就營養方面的指導，能夠讓您愉快的度過更年期階段。

更年期障礙，是因體內荷爾蒙枯竭、無端產生緊張或壓力的症狀。東方女性罹患率較美國女性高，大概是因東方女性，總是被要求凡事忍耐、犧牲、心頭的壓力不容易發洩。

當壓力達到極限時，引起副腎及腦下垂體的機能衰退、荷爾蒙分泌不足、自律神經混亂，終於併發成「歇斯底里」。以汽車為例，如果剎車器及加速器鬆弛，引擎缺乏汽油滋潤，那麼，汽車一發動，便呈現出許多毛病。

汽車壞了，推到修車場調整機能，遞補新的零件，自然能完好如初。然而，人體構造複雜，出了毛病不容易醫治。

例如，當女性荷爾蒙不足時，僅注射荷爾蒙，並不能恢復往昔年輕活潑的姿態。

有位四十一歲的美國女性，時常感到關節痛、罹患了炎症、浮腫，以及更年期障礙特有的頭痛、失眠、焦躁不安等，主治醫師連續一個星期為她注射雌激素，仍不見康復，再繼續三個月，病情依然如昔，後來，終於發現她的病症是營養不良的結果，當營養不良時，使得副腎機能減弱，引起副腎荷爾蒙不足（副腎皮質荷爾蒙），接著抗炎作用的荷爾蒙缺乏，因此，才得了關節炎，同時，丁醛糖（副腎荷爾蒙之一種）過少，引起體內水分失調，所以，她才會罹患浮腫及更年期障礙等症狀。

副腎皮質荷爾蒙或丁醛糖，並非是性荷爾蒙，而是副腎荷爾蒙，它們能戰勝壓力，如果由外部直接補給荷爾蒙，會引起副作用，因此，以攝取維他命、礦物質，由體內自然合成為宜。

2. 利用維他命E刺激女性荷爾蒙的分泌

大家熟知，維他命E擁有保持青春的效用，亦能刺激女性荷爾蒙（雌激素）的分泌，因此，將一天量六百～一二千五百IU，分做二、三次，在飯前或飯後服用。

維他命B群亦是不可缺乏的營養品，其中B_2直接促進副腎荷爾蒙或雌激素的分泌，B_6有輔助荷爾蒙的作用。

班多生酸有延緩更年期的作用，安息香酸（PABA）能代替雌激素的功能，因此，單獨攝取時，最好B_2和B_6各攝取二mg，班多生酸攝取一百mg。然而，維他命B群以整體性效果較強，所以，不如吸收含維他命B_6及班多生酸的啤酒酵母，每天若干量，分做二、三次，在飯後服用。

接著維他命A，每天吸收一萬～三萬IU，分做二次，在飯後服用，因為它能促進分泌女性荷爾蒙的器官再生；以及一天一～三公克的維他命C（同維他命P一道服用），分做三次，在飯後攝取，以緩和身心遭受到的壓力，促進副腎及腦下垂體正常化。

鈣能夠鎮靜精神，調節自律神經，每天需要補給一～二公克的鈣（牛骨粉），分做三次，在飯後吃；其他，還有植物性蛋白質，每天四十～五十公克，分做三次，在飯前或飯後攝取。

自我注意事項：每天做些運動或散步，偶爾，出外旅行紓解鬱悶，同時，培養幾種嗜好，例如，參加土風舞，看畫展、欣賞舞蹈、學插花……等等。此外，注意妝扮自己，重視夫妻間性生活以及預防中年以後產生性冷感，如此，便不需要注射荷爾蒙，亦能避免更年期障礙，永保年輕。

第六章

維他命可使下一代更聰明

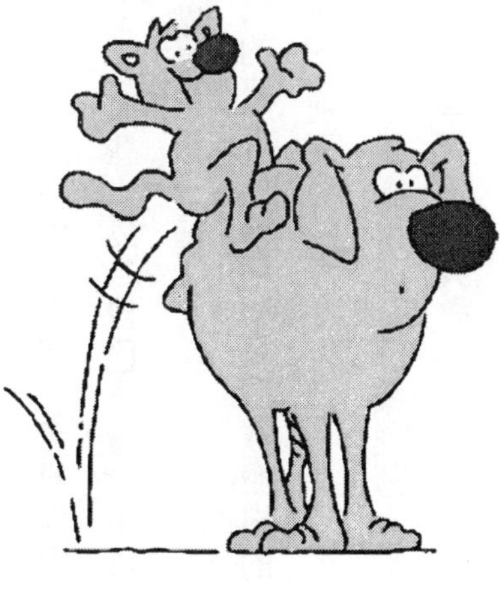

一、懷孕期間攝取維他命

大家夢想著廿一世紀能像科幻小說般的完美，期待科學能高度發展，人類有機會到太空漫步，電腦可以處理日常的工作及家事，人們盡情享受生活。

由於社會變遷，生態飽受污染，我們的四周早已佈滿了危機。

由於異物侵入母體內，容易產下畸形兒或胎兒性水俁病的嬰孩……等，使母子雙方遭受折磨，因此，女性懷孕之前，先到醫院詳細檢查身體，發覺異常時，便能即時診治，才能安心地期待下一代誕生，有些人以為自己未曾食用含有水銀的魚，不至於生出畸形兒，事實上，不僅是水銀一種。

例如：我們每天可能吸進很多汽車內排出的鉛，以及輪胎磨擦散發出的鎘，日積月累，逐漸侵蝕體內，導致身體內潛伏多種疾病。

在美國，很多人已經搬離城市，住在郊區內，以維護健康，反觀我國人潮蜂擁到都市來，不見空氣污染的嚴重性及環境不良等問題，只貪圖繁華的生活

生產健康小孩的營養素

營養素		孕婦	生產後
維他命A		1.000I U	二顆「★」是懷孕後才攝取。「★」需要特別攝取的營養素增加一、二成的量。
維他命E	★★	100I U	
維他命C	★	100-300mg	
維他命B_1	★	1～2mg	
維他命B_2	★	1～2mg	
維他命B_6	★	1～2mg	
維他命B_{12}	★	10mg	
葉酸	★	1mg	
煙草酸		10～20mg	
酶		500mg	
碘		100～200mg	
亞鉛		10～20mg	

及購物方便……，體內受盡摧殘，影響子孫健康。

目前，吃也是一項問題，大部分食物經過特製，缺乏自然成分，例如：一包速食麵僅含萬分之五公克的維他命B_1（又含有眾多添加物），如香菸、酒精、咖啡等，促使體內淨化度降低。也許有人會說：「既然如此，我們乾脆不生孩子。」其實我們體內還有淨化的能力，不必持這種悲觀的看法。

亦即，從今天開始，即刻補給維他命和礦物質，加強淨化作用，尤其是懷孕的婦女，必須切實攝取，以能夠生個白胖胖的小生命。

二、孕婦要保持心情愉快

1. 維他命C和鈣能防止懷孕期間嘔吐

有些人疑惑「懷孕期間到底能不能攝取維他命？」因為目前畸形兒有逐漸增高的傾向，難怪他們會困惑。事實上，維他命不是藥物，不會有副作用，反而會增進健康。

維他命是天然食物，除了維他命A、D不能吸取過多，避免有副作用外，其餘的維他命絕無問題。

為了胎兒的發育，每天最好攝取一公克的維他命C，想要將來嬰兒健康，不可忘了維他命E（每天攝取五百IU）及維他命B群——啤酒酵母（每天三～四匙），還有每天補給一～二公克的鈣，能產生更優秀的嬰兒，您可以期待胎兒一日日茁壯。

萬一孕吐激烈時，或許是擔心嬰兒的健康情況造成的，不妨攝取天然抗壓力劑，鈣和維他命C。如果再加上每天補給一百mg的班多生酸和二十∫三十公克的植物性蛋白質，就能夠脫離孕吐的痛苦。可千萬別購買市面上販售的孕吐藥，波及到胎兒的成長，這樣，相信您能愉快渡過懷孕這段期間。

有的人認為將孕吐藥和維他命一併攝取效果更好，事實上，藥物會削減維他命的功能反而危害母體。

2. 缺乏維他命E容易導致胎兒腦部缺氧

懷孕時，胎兒在母親子宮裡急速成長，一個月後，胎兒開始分化，眼睛和鼻子等器官逐漸形成，其細胞分化之快，母體的一天相當於胎兒的七百天。例如，懷孕初期，某一天孕婦抽了菸，等於持續危害胎兒七百天，因此，可不能不謹慎。此外，懷孕期間仍須留意藥物的攝取，尤其是血糖降低劑、抗生物質、消炎劑、磺胺製劑、胃腸藥、安眠藥等，絕對不能服用。

畸形兒主要是因缺乏煙草酸而造成的，懷孕是特殊心理階段，服用不適合體質的藥物，容易引起營養不良。

再次強調，孕婦必須戒掉香菸及勿亂飲用藥物，同時，請切實補給維他命和礦物質。在懷孕後期（分娩前十天），將維他命E增加到每日一千IU，促進氧的輸送作用；又臨產時胎兒停留母體內太久，容易造成缺氧狀態，導致許多後遺症，所以，平時就要攝取維他命E，預防臨產時遭遇不幸。

3. 維他命B_2具有防止流產、早產的作用

多數女性在分娩時非常辛苦，或許是她們從小有偏食的習慣，導致營養不均衡，子宮發育不夠健全的結果。

大部分人以為，女性到二十幾歲子宮已經成熟，事實不然，有些女人初潮後十年，還是生理不順，因此，不能因年齡而定。

子宮成長不完全，容易發生流產或早產的現象，一般的解釋，懷孕後二十八個禮拜生產稱為「流產」，二十八歲以後分娩者，稱為「早產」，假定

生下來的寶寶得救，在養育的過程是非常艱辛的。

因此，無論如何要避免早產或流產，目前已經發現其特效藥——維他命B_2，根據亞佩魯博士的研究，給習慣性流產者吃維他命B_2，結果有百分之九十一的人痊癒。科村博士的報告說：「維他命B_2每天量一百～三百mg為宜。」再度證實維他命B_2對流產、早產有效。

自我注意事項：避免穿緊身內衣，且每天做柔軟運動，促進子宮內血液循環良好。

4. 卡路里過多容易患懷孕中毒症

雖然醫學日漸精進，病患卻是愈來愈多的趨勢，在懷孕的病歷中，懷孕中毒的比率相當高。

懷孕中毒症在懷胎六個月後才發病，其症狀為浮腫尿蛋白及高血壓等現象，根據各項研究顯示，可能與勞碌過度或偏食有關，雖然目前孕婦多實行定期檢查，可以早期發現，早期治療，可是仍會影響到胎兒，若處理不當，連母體自己性命都保不住。

因此，可別忽視懷孕中毒症。食量過度的女性容易罹患此病，自古以來，民間流行一句話「一人吃兩人補」，鼓勵有身孕的婦女應該多吃，這種觀念不值得提倡，吃太多，卡路里增高，反而會使廢物屯積體內產生毒素，如果不能完全排泄掉，會引起懷孕中毒症的各種毛病。再說，懷孕時飲食無法節制，生產後，也不容易恢復體態，較易罹患成人病。

懷孕中的飲食，以低卡路里為主，最好避免服用藥物，以天然食物為主食，同時，再補給維他命和礦物質，萬一不幸感染懷孕中毒症，除了立即就醫外，亦當實行營養指導減肥，能夠解除肥胖，自然能消除懷孕中毒症。

三、母奶是嬰兒的最佳食品

二、三十年前，母親排斥用母奶餵育寶寶，因為那將影響身材，近年來呼籲「以母乳餵嬰兒」之聲，逐漸高漲。

為了保持體態，以人工營養的奶粉養育下一代，原是無可厚非，不過，用母乳哺育嬰兒，能加強小孩的抵抗力，亦可增加母子間的親情，意義重大。至於乳房下垂的問題，可以靠內衣的選擇或運動來補救。

因此，呼籲用母乳養育嬰孩。母乳由母體醞釀而成，而母親身體的狀況，直接影響到母乳。

例如，母親吃到含農藥的蔬菜，自然會滯留體內，潛入母乳中，隨著寶寶的吸吮，流入嬰兒體內。

哺乳期間的母親，必須注意自己的身體，儘量避免人工食品，尤其是速食食品、咖啡因、酒精類、尼古丁等，以天然食物為主。

母乳並非完整無暇，它也缺乏維他命B_6和鐵分。維他命B_6能使神經正常化，促進核酸的合成作用，鐵分是製造血紅素不可缺乏的物質，幫助成長，它們都是小孩成長過程中，不可缺乏的營養素，所以，想要以母乳哺育時，需每天給與寶寶二～十mg的維他命B_6、十～十五mg的鐵分較好。

餵乳期間的媽媽，每天攝取五～六匙的啤酒酵母，分做二、三次，飯後食用；和每日補給五百IU的維他命E；維他命C一天五百～一千mg。

又加每天一～二公克的鈣，以安定精神，緩和心裡壓力，增進母乳分泌。

萬一不得已，需要以奶粉代替母乳時，您得先了解奶粉內所缺乏的維生素和礦物質，如維他命B群（又稱為奶的維他命）含量太少，且不包含維他命A、C，以便即時補充，同時，必須補給與母乳等量的鈣和燐酸，促進小寶寶成長，否則只會呈現虛胖狀態（可按照前面所提供各年齡別的攝取量，確實供給維他命）。

四、維他命治療不孕症

人工授精或試管嬰兒，最近常成為討論話題，證明了喜歡孩子的夫婦愈來愈多。沒實行避孕的夫妻，結婚一年後，仍無懷孕現象時，必須接受檢查，是否為不孕症。

不孕時，夫妻雙方都需接受檢驗，有很多是因女性本身過分肥胖引起的，需要從消除肥胖著手（參照肥胖一節）。

也有因缺乏維他命C，導致子宮出血，妨礙精子著床。此時，唯有多攝取維他命C，每天一～二公克，分做三次，在飯後服用，自然能治癒不孕症。

此外，飯前三十分鐘攝取適當的維他命E，對不孕症有效。

義大利研究者臨床實驗也證明了，維他命E（性的維他命）能調整性荷爾蒙，提高性機能。

以每天五百～一千IU為準，分做三次，在飯前三十分鐘服用，如能夫妻同時攝取，效果更大，除了太太不能排卵或先生無精子外，大部分的不孕症，都可利用上述方法，以實現夫妻雙方長久以來盼望能擁有自己骨肉的意願。

自我注意事項：夫婦同時淋浴、隨時製造氣氛，充實性生活，彼此共築愛的窩巢，有如永遠沉浸在新婚時期般，夫妻倆荷爾蒙分泌才能正常，方可孕育健康的下一代。

五、維他命C能提高小孩智商

現在，各家庭的教育費用龐大，小學生不像從前的孩子，能成天與大自然為伍、蹦蹦跳跳，他們被迫參加補習或請家庭教師督導他們。

如此昂貴的費用，萬一孩子成績不佳，常導致父母之間的爭吵，父親責怪妻子管教無方，母親却抱怨丈夫矯縱小孩，雙方互相推卸責任，甚至陷入冷戰狀態，無形之中影響到孩子性格的發展。

當然，想改變此種悽慘狀態，必須徹底改革教育體制及重新估計考試制度，但是，這並非一朝一暮之事，在未頒佈新的教育方案之前，除了自我設法外，別無他法。

究竟該如何設法呢？首先，馬上補給維他命和礦物質。前面說過，確實依照營養指導法則，自然生出健康聰明的寶寶，但孩子誕生後，豈能置之不理，必須按成長期的需要給與營養物質，才是位好爸爸、好媽媽。

只靠維他命和礦物質，就能促進孩子腦力的發育。

或許有些人不以為然，尤其是在重視精神論的國家，往往忽略腦細胞發育和營養素的關係，懷疑此種效果的人數也就更多。

我們將眼界拓寬至世界，這幾年來，研究腦力發達的成績顯著增高，如波寧博士的精神營養學總論中提到「血中維他命C的濃度與智商的高低成正比」。在美國具有權威的學士雜誌『國際科學研究所』時刊載R・哈列魯博士的研究報告「維他命B群、礦物質、胺基酸具有提高智商的作用」。

當然，孩子的智力與遺傳有關，一般而言，小孩早期的智能受母親的影響，後半期的智能決定於父親的腦力。

亦即：中、小學時，反應遲緩，缺乏創造力，到了高中的階段，各項表現優越，聰敏超群，顯示父親的腦筋較母親較優秀；相反的，小學時期有如神童般突出，卻愈來愈退化，乃母親較父親靈敏。

人類腦筋，如波浪般曲折疊起，反覆進行著，因此，唯有補給維他命和礦物質，才能保持直線上升的狀態。

換言之，上升的限度因人而異，維他命和礦物質，確實能提升腦力至最高點。

六、三歲之前已決定一個人的腦力

1. 煙草酸、維他命B_6、班多生酸是健腦維他命

食物（營養物質）或多或少影響頭腦活動，以人類「信心」而言，大約由九千種物質所構成，即幾千樣的酵素和幾十樣的蛋白質、脂肪、糖類、維他命、礦物質等。

其中約有四十多種，需要仰賴外界供給，換言之，如果不能充分攝取這些營養素，體內各器官不能協調，影響腦筋的靈敏度。

亦即，我們人體像一組九千多種樂器的龐大管絃樂團，只要其中幾項出了毛病，奏出來的曲子，雜音叢生不能入耳，人類更是如此，頭腦一凌亂，縱然

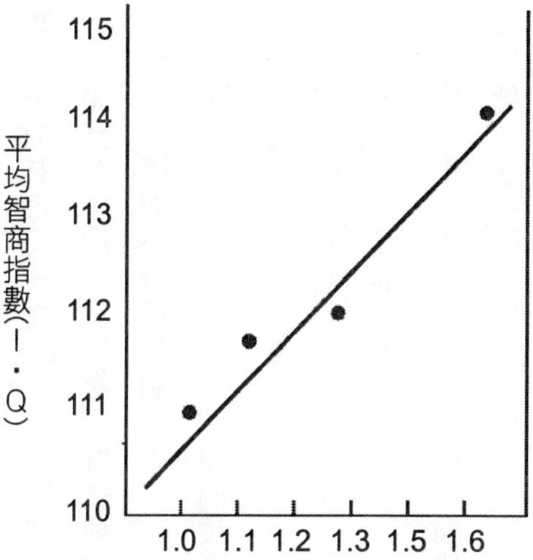

血液中維他命C平均濃度(100ml中的mg)。
64位學童平均智商和血液中維他命C平均濃度的關係。

是幼童，亦將發生學習能力降低。

既然如此，究竟該如何補給營養？

上面曲線圖，是柯貝拉博士和卡茲博士所發表的研究成果。他們將血液內維他命C的濃度，分為一・一mg以上，以及一・一mg以下兩組，每組各七十二人，結果發現，濃度高的群體智商較濃度低者約超出四、五倍，可知智商值與血液中維他命C濃度成正比。

受了這份報告的刺激，美國人餵嬰兒維他命C的風氣很盛。從授乳期開始，便不停為寶寶補給維他命C，期望養育出聰明的孩子。

史匹茲博士認為，嬰兒出生後不久，每天補給五十mg的維他命C，一歲時，增加為每天一百mg，或許能造就出未來的總統或諾貝爾獎得主。

讀到此，或許您已經了解維他命C的功效，撫育下一代應該多給他們吃維他命C，絕對不會產生副作用。

維他命C能幫助孩子智力的發育，然而，這裡所鼓勵的攝取量，比史匹茲博士的量還少，即出生到第六個月，每天補給三十mg；六個月到周歲，每天供給量增加為四十mg；周歲至六歲，每天補給量改成五十mg；七歲到十二歲，每天攝取量以一百mg為準。

除了維他命C外，尚須補充維他命B群的煙草酸，維他命B_6、班多生酸，以及鈣，都能輔助腦細胞成長。

據說：小孩到了三歲時。腦細胞大致已經形成。因此，出生後三年間，是嬰孩智力好壞的分類點，為了下一代著想，可草率不得。

2. 補給十六種維他命和礦物質智商上升25

相信大家已經了解「智商」的含義，就實體而言，想必還有人不清楚。

事實上，智商即是由「精神年齡÷生活年齡＝×100」公式算出的，其分類、分佈及百分比如下；

・智商一四〇以上──→英才、天才──→佔兒童總數的〇・六％。

・智商一二〇～一三〇──→優秀兒童──→佔兒童總數的九・九％。

・智商在一一〇～一一九──→正常（上）──→佔兒童總數的一一・％。

・智商在九〇～一〇九──→正常（中）──→佔兒童總數的四七・〇％。

・智商在八十～八九──→正常（下）──→佔兒童總數的十六・〇％。

・智商在七十～七九──→中間兒童──→佔兒童總數的七・五％。

・智商在五十～六十──→遲鈍兒童──→佔兒童總數的二・九％。

・智商在二五～四九──→愚笨

・智商在二四以下的──→白痴

（愚笨、白痴）佔兒童總數的〇・一％。

亦即智商在八十～一一九之間，是屬於正常範圍。八十以下，是一般所謂的低能兒。智商與遺傳因素有關，但我們亦能藉由外界營養補給，提高他們的智力，早在一九五〇年代，威廉博士已有此說明。

根據他的研究，從嬰兒學說話開始，大量補充他們維他命和礦物質，到了九歲時，發現小孩智商增加25，達到普通小孩的智力。

此外，美國某大學教授哈列博士，在這方面有卓越的貢獻。

由於得到多位醫師及心理學者的支持，使他能完成這項研究，首先，將智商在八十以下的低能兒，分成二組，一組給與真正的維他命和礦物質（十六種營養物質），另外一組，僅補給他們一些食品，並無供給他們維他命和礦物質，一段時間後，發現二組差別甚大。

十六種營養物質是：維他命A、D、B_1、B_2、煙草酸、維他命B_6、B_{12}、班多生酸、葉酸、維他命C、E、鈣、亞鉛、錳、鐵、碘等。

此十六種物質，已包括腦細胞全部營養物質。至於，攝取量多寡，並無強制分配，依個人需要而定。

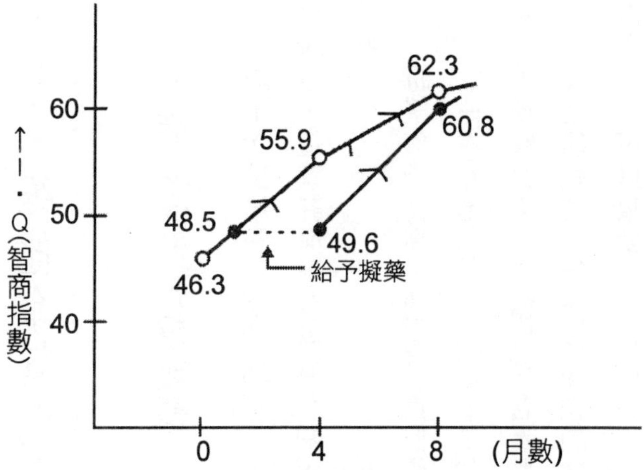

○開始時，先給與營養素群體。
●開始時，先給與甲藥物，到第四個月，才給予營養群體。

哈列博士並沒有給與色氨基酸（必須氨基酸的一種），因為色氨基酸能在體內產生煙草酸，所以，他直接給予低能兒煙草酸。

為何補充亞鉛、錳、鐵等礦物質呢？

因為低能兒極端缺乏這些物質，同時，它們促進腦活性物質氨基酸的代謝，又碘能幫助糖的代謝作用，總之，多攝取維他命和礦物質，能提高智商。請參照曲線表。

七、維他命幫助我們培育優秀兒童

1. 鈣能促進孩童成長

除了希望培養聰明的幼童外，父母們亦期待孩子能快點長高，尤其是身為母親者，這或許與社會風氣有關，如最近，選擇結婚對象時，總要求對方身材高壯。

盼望孩子長高，請切實為他們補給鈣。

為什麼在美國成長的東方人，較土生土長者高大？可能與他們的食物有關，美國飲食中，多攝取鈣含量豐富的牛奶及常做日光浴。

大家都知道，鈣促進伸長的效果最強，所以，多補給鈣（最好從牛骨粉中攝取），可以幫助下一代成長。

若只攝取鈣，仍嫌不夠，應該再攝取其他的維他命。

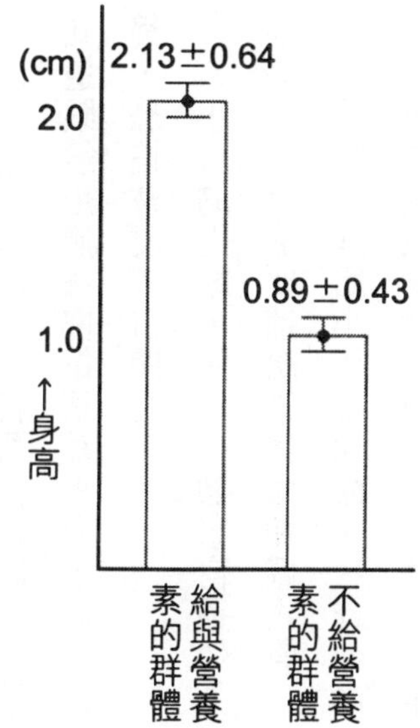

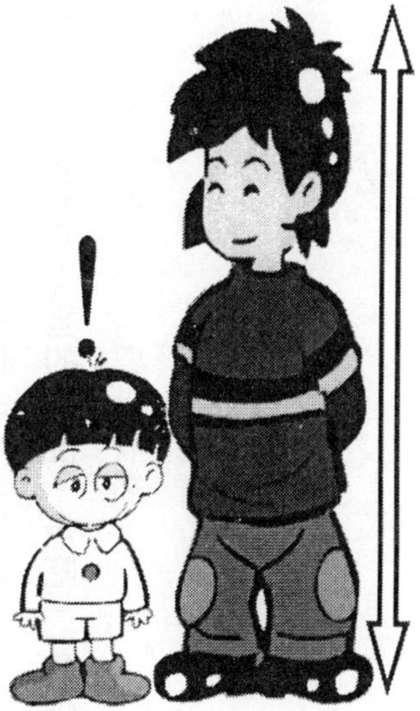

上述哈列博士對低能兒的治療，發現智商會隨著身高、體重增加而上升。

此外，精神愉快，更能促進身體的發育，但千萬別誤以為多攝取高卡路里的食物，自然能長高，事實上，只會發胖而已。

2. 維他命A能預防近視

再次提出哈列博士的實驗，補給維他命和礦物質，除了智商上升、個子加高之外，竟也能治療睡眠。根據他的資料，四人中有三人的視力能恢復正常。

一般人印象中，帶著一副眼鏡、手拿著照像機者一定是台灣人。我們必須知道眼鏡是無法恢復正常視力，何況鏡片不好，會影響視力，如果小孩子帶眼鏡，恐怕會變成自閉性。

小孩的近視，除了少數來自遺傳外，大部分是因營養不良，想讓孩子眼睛明亮，一定需要補給維他命和礦物質。

首先，補給小孩維他命A，維他命A又稱為「視紅」光感受物質本體，同時，再供給植物性蛋白質，加強搬運維他命A的艱巨工作。

以外，攝取維他命C能維護眼睛的作用，緩和眼睛的壓力，萬一是睡眠惺忪，眼皮經常下垂的狀況，多吃一點維他命E，能強化眼睛周圍肌肉，使雙眼更美麗，最後還需要吸收鈣。

八、提高學習效果戰勝考試的秘訣

1. 維他命C、B群都能提高學習效果

無論父母怎樣勉強孩子認真讀書，成天逼他們坐在書桌前，如果孩子腦力不好，豈不白費精神，因此，想提高小孩的學習效果，首先，要去除囉哩囉嗦、強迫等狀態，減輕學童心裡壓力，其次，給予他們適當的營養，增強腦的活動量，提高讀書效率，成績自然轉好。

根據波寧博士的研究，促進頭腦活動的營養素有：維他命C、維他命B_1、B_2、煙草酸、維他命B_6、B_{12}、葉酸、鎂、麩胺酸、胺基酸等物質。

美國多位學者為了證明波寧博士的學說，做了一次實驗，他們以九歲到十二歲的孩童為對象，每天給予維他命B_1二mg，持續一年，結果發現他們無論就記憶力、智商、反應力、相關度（興趣）等，都有顯著的提高。

波寧博士以國小、國中、高中生為對象，促進學習能力的處方如下：

・維他命C五百mg以上。
・維他命B_1五mg。
・維他命B_2五mg。
・煙草酸五十mg以上。
・維他命B_6十mg以上。
・維他命B_{12}〇・一mg。
・葉酸五mg。
・鎂三mg。
・麩胺酸一百mg。
・氨基酸一百五十mg。

事實上，攝取啤酒酵母，便能同時吸收煙草酸、維他命B_6、B_{12}、葉酸等營養素，同時補充植物性蛋白質，體內可獲得麩胺酸和氨基酸。關於鎂，最好和雙倍量的鈣一起服用，可以牛骨粉代替，在此，再次強調：別忘了攝取鈣，

維他命B_1的效果
（一年後）

	B_1攝取前	B_1攝取後
記憶力……	100	175
智　商……	100	215
反應力……	100	120
關心度…… （興趣、好奇心）	100	530

對象9～19歲的學生

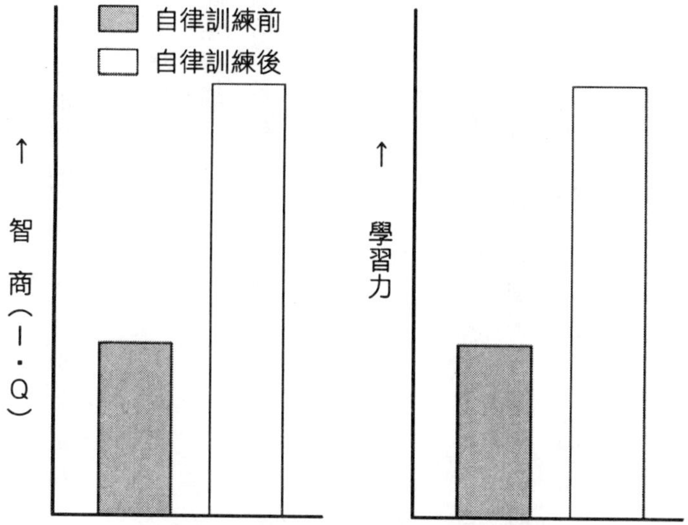

自律訓練法使智商和學習力提高

它能運送氧到腦部，思考力變得敏銳。

如果，能再加上「自律訓練法」，更能提高學習效果，這是由柏林大學休茲博士所發明的：

第一方式＝重感訓練——→加重雙手雙腳。

第二方式＝溫感訓練——→溫暖雙手雙腳。

第三方式＝調整心臟——→使心臟穩定而有規則的鼓動。

第四方式＝調整呼吸——→輕輕呼吸。

第五方式＝調整內臟——→溫暖腹部。

第六方式＝額部涼感公式——→清涼額部。

在一個安靜舒適的地方，仰臥或坐在椅子上，將全身放鬆，輕輕合上雙眼，把上述六種方式，依次操作，每一方式以一分鐘為準，若加上準備時間，大約花費十分鐘即可，學童每天實行，則能改善腦力，如前面曲線圖所示，智商和學習能力有直線上升的跡象。

2. 考試當天應該服用的維他命

前面說過，能夠促進學習效果的維他命和礦物質，這裡再補充一點，關於考試當天需要攝取的維他命和礦物質。

首先，該補充維他命C二～三公克，以增強腦的衝勁和記憶力，以及維他命B群中B_1攝取十mg，B_2攝取十mg，同時，也應該攝取抗壓力維他命，以解除壓迫感，即班多生酸三十mg，B_6十mg，以及能提升幹勁的煙草酸三十mg，如果是焦慮不安時，再多補給維他命D四百IU，可穩定精神。

此外，鈣服用一公克，以鎮靜神經，並補給維他命E四百IU和攝取微量的維他命B_2，以及高麗參。

其中，維他命C分做上午、下午二次攝取，啤酒酵母以上午、下午各攝取二、三次為宜。此外，考試當天，早餐別吃得過飽，最好補給含鉀的味噌湯以及含有鉀、鎂的蔬菜汁和含鈣量豐富的牛奶。

早餐絕對避免吃牛排等食物，那將使血液集中於胃部。腦中缺氧的狀態下，應付考試，相當冒險。

入學考試與賭博不同，失敗了就得再等一年，因此，應確實補充維他命和礦物質，積極發揮頭腦的能力，以期順利的被錄取。

九、孩子營養不均衡的後遺症

目前，問題青少年逐年增加，他們的不良行為，如抽菸、校內外鬪毆、吸食強力膠……等事件，層出不窮，其要因可能與苛刻的考試制度、學校的教育問題以及父母的養育方法有關，然而，營養不均衡也是重要的原因。

德國納粹黨領袖希特勒，非常喜愛甜食，還有自殺者、車禍的肇事者、發生空難的飛機駕駛員，以及愛惹事的小孩，都有偏食的習慣。換言之，大多數有營養不均衡的現象。

尤其是最近的問題兒童，大部分因缺乏維他命和礦物質，導致頭腦發有不健全，我們拿這些孩子的一、二根頭髮來分析，結果發現頭髮極嚴重缺乏鎂、錳、鋁等礦物質，當然，缺乏其他方面的維他命和礦物質，會產生各種各樣的毛病，下面簡單列舉出來。

・缺乏維他命B_1→食慾不振、易怒、憂鬱、混亂、記憶力減退。

・缺乏維他命B_2→憂鬱狀態。

・缺乏煙草酸→失眠、焦躁感、不安、憤怒、混亂、幻覺。

・缺乏班多生酸→憂鬱狀態、壓力感。

・缺乏維他命B_6→暴力、異常行為。

・缺乏維他命B_{12}、離胺酸→集中力減退、記憶力減退、憂鬱、異常興奮、幻覺等症狀。

・缺乏維辛素→憂鬱、幻覺等。

・缺乏維他命C、煙草酸→精神分裂。

・缺乏麩胺酸→學習能力降低、智商降低。

・缺乏鈣→不安、倦怠、失眠、操心。

還有，營養素不能完全被體內吸收，運用時，所引起的症狀如下：

・維他命B_2沒完全被氧化──→精神分裂症。

・維他命B_6的代謝異常──→憂鬱症。

・維他命B_{12}並無完全被腸壁吸收──→混亂、喪失個性、喜愛狂想。

・維他命C的代謝異常──→精神分裂症。

，鈉及鉀的代謝異常──→喪失情感。

・鈉在體內異常積蓄──→憂鬱症。

・鈉在體內的分佈異常──→憂鬱症。

・糖的代謝異常──→精神分裂、憂鬱、酒精中毒、不安、過度緊張、疲勞倦怠、精神混亂、感情抑制力薄弱。

由上面所言，想必您已大概得知，缺乏維他命、礦物質或其無法為人體吸收時，人們將陷入精神危機。

首先，飲食方面應該注意糖分攝取量，體內過多的糖質，會消耗掉大量的維他命B群，導致B群缺乏症。

根據資料顯示，維他命B群不只是熱能代謝的補助酵素，同時，治療神經症有效，再說，其恢復精神倦怠的效果，較維他命C或E快。

維他命B群中，以B_1對腦的正常化效果最強，從臨床醫學實驗上看，過分重視交感神經，容易引起緊張或憤怒的情緒，導致暴力行為。但是，維他命B_1能刺激副交感神經，而藉由腦視床下部射出能制止憤怒的命令，阻撓力的舉動。

其次飲食方面，請注意鹽的供給量，攝取過多，即體內鈉太多時，容易興奮，影響精神平衡。

那麼，究竟該如何補給孩子們養分？首先，應確實攝取含維他命B_1的啤酒酵母，以及能抵抗壓力的維他命C、可強化自律神經的維他命E，還有，若干量的維他命A。

依據近年來的研究報告，維他命療法也能改善精神分裂症，下面介紹荷亞博士的處方，供諸位參考：

・煙草酸一～十二公克。

・維他命C一～十二公克。

・維他命B_6二百～五百mg。
・維他命B_1一～二公克。
・維他命E四百～一千六百IU。
・班多生酸二百～六百mg。

以上均為一天的攝取量。

如果想讓您的下一代活潑健康，請先從補給維他命和礦物質著手，希望為人父母者，能實際做到。

第七章

維他命能提高運動效果

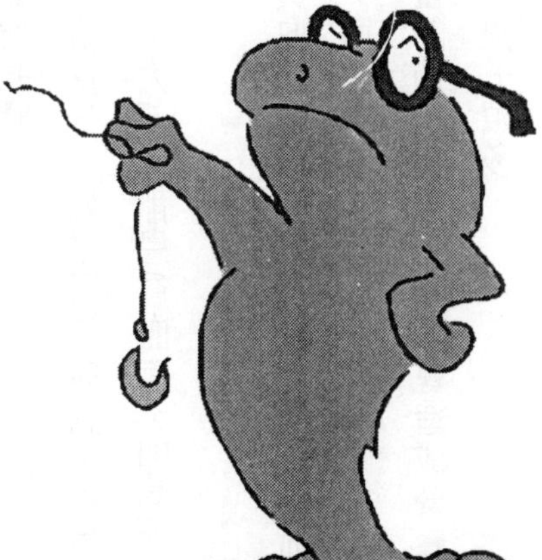

一、維他命能增強體力

近年來，為了美容和健身而運動的人，愈來愈多，無論是打網球、打高爾夫球、慢跑都能強健身體，促進新陳代謝、解除精神壓力，因此，呼籲大家多做運動。

體力就是承擔壓力的能量，而常做運動能增強體力。

然而，運動會消耗大量精力，亦即需要補給養分，如果只是運動，不注重營養，身體容易發生不協調。就運動員的調查，大部分都患貧血症，即是忽略營養補給的結果。

前面談過貧血症，其種類除了代表性鐵貧血外，其他還有維他命C貧血、維他命B_{12}貧血等，所以，可證明貧血是營養不良的結果。

運動家長期接受嚴格的訓練，卻不有計畫的補給養分，當然會造成營養不良，因此，在參加比賽時，體力不支而落選的例子頗多。

補給足夠的維他命B群，能幫助運動選手們締造佳績，大家都知道，澳洲訓練游泳健將，都重視維他命B群的攝取，同時，名運動家羅斯先生，從不忘吸取充分的維他命E。

三、四十年前，歐美人士既已注重維他命的補給，美國之所以能在奧運會中，獲得多面金牌，與其選手體力充沛、注重維他命的供給有關。

因為在美國選手居住房間內的垃圾箱裡，堆滿眾多維他命劑的空瓶子，反觀我國，參加奧會人員的維他命攝取量，不及美國的十分之一，試問，在先天上已遜人一籌，營養補給又差了一大截，如何能在奧運會上顯露頭角。

美國、加拿大、俄羅斯等選手，每天都攝取維他命E、維他命C、維他命B群、高麗參精、大蒜精等。

二、能維護運動員健康的維他命

運動家必備的條件是：結實的肌肉、平衡性、持久力、柔軟性、敏捷性等；精神上更需要有堅強的意志、正確的判斷力、集中力等。此外，還要在營養方面做一調配。

具體而言，一位運動家每天應攝取四～六公克的維他命C，分做三次，在飯後服用，以維護體力，增強體內抵抗壓力的作用，如果能跟維他命P一起服用，效果更佳。此外，維他命P能強韌毛細血管，促使訓練中受到的扭傷或打傷提早恢復，對運動而言，特別需要。

其次是維他命E，它能加速血液循環，提高持久力、防止運動時缺氧的現象，如果攝取量同負荷量時，更能降低心搏跳動次數，一般而言，每天應補給五百～一千IU，分做三次，在飯後服用；還有維他命B群，它能促進糖的代謝作用，增加體內的能量，尤其是維他命B_1、B_2，若和維他命C一併攝取，可加強腦力，提高集中力、判斷力、抑制力等。因此，每天應補充若干量的啤酒酵母（含有維他命B_1、B_2），仍分為三次，於飯後服用。

還有，每天吸收一公克的鈣，可強壯骨骼、肌肉以及穩定情緒；每日四十～五十公克的植物性蛋白質（以大豆、蛋的含量豐富），強健肌肉。前面說過，運動員容易貧血，因此，別忘了補充含鐵質食物，最好跟維他命C、E、葉酸、維他命B_{12}一併攝取。

運動前服用一些植物性油。美國選手，在比賽前總會喝一大匙沙拉油，如果是長時間運動，開始時的十五～二十分鐘，需攝取葡萄糖，以補充熱量，同時，吸收植物性脂肪、服用乙醯胺補酵素A。

同樣是脂肪，動物性飽和脂肪不能立刻轉化為熱量，唯有植物性不飽和脂肪方可，因此，運動前需準備植物性油（沒有沙拉油時，以小麥胚芽油代替）。

三、能提高運動效果的維他命

美國營養學專家，已經將運動時所應補給的營養物質以及接受嚴格訓練的運動員所需要的營養素，分別擬定出來，著實令人欽佩，運動員營養配方，將它抄錄如下：

・維他命A五千IU。
・維他命D四百IU。
・維他命E十五IU。
・維他命C五十mg。
・葉酸〇・二mg。
・維他命B_1二・五mg。
・維他命B_2二・五mg。
・煙草酸二十mg。
・維他命B_6一mg。
・維他命B_{12}〇・三mg。
・維辛素〇・一五mg。
・班多生酸〇・五mg。（以上是每天吸收量）

的確，配得很巧妙，使運動員在愉快的心情下，接受嚴厲的訓練。任何運動，需要適當補給養分。下面再依照運動種類，規劃出其需要的成分：

・射擊——→切實攝取維他命B_{12}，以加強集中力；為了保持冷靜，必須再吸收鈣。

・網球——→肌肉轉動的一瞬間，可以決定勝負，所以，特別需要植物性蛋白質、鈣和班多生酸（可提高持久力）。

・馬拉松——→這是一項持久力的比賽，所以，需要補給班多生酸、植物性蛋白質。而比賽前，應先喝一些植物性油，以補充熱源。

・橄欖球——→屬於肌肉運動，所以，需要植物性蛋白質、鈣、班多生酸以及具有耐壓力、避免受傷作用的維他命C。

・高爾夫球——→屬於智力性運動，需要補充刺激B_{12}和鈣等二種營養素。

・游泳——→肌肉力和持久力決定其勝負，所以，需要攝取植物蛋白質、鈣、班多生酸。

・滑雪——→植物性蛋白質和鈣都很重，又因為容易受傷，必須再攝取含有維他命P、C的食物。

萬一運動後，肌肉疼痛時。請每天攝取五百IU的維他命E，分做三次服用，以降低肌肉血流速度，緩和疼痛，還有，每天一～三公克的維他命C，分做三次，在飯後吃，可以分解造成肌肉疲勞的乳酸，減輕疼痛。

被打傷時，最好供給含有維他命P、C的食物。如果能鈣、鎂、燐酸、維他命C一併攝取，更能強健骨骼，預防骨折。

第八章 維護夫妻間性生活

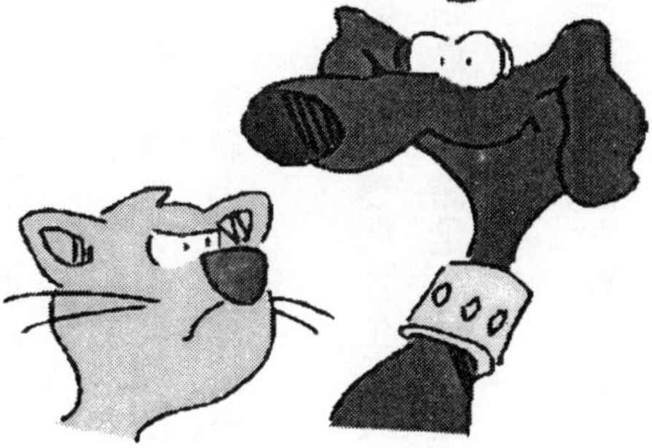

一、維他命能促進性生活美滿

1. 能否攝取均衡的養分，直接影響性生活

不論性別，有些疾病以單身者的感染率特別高，例如，前列腺（攝護腺）障礙，以男性罹患率較多，乳癌則以女性單身者較多。

我們知道單身者最典型的疾病是前列腺障礙和乳癌，結婚本是天經地義之事，到了適婚年齡時，最好還是成家，因為缺乏性生活者，身體上容易導致不調和的現象。

或許有人會說：「單身者仍能得到『性』美滿。」然而，夫妻間性生活與其他者不同：夫妻是心靈與肉體上的結合，能使房事達到最大的滿足，是最健全的性交，絕非夫妻以外者所能比擬。

喜愛風流者，做愛過密反而有害身體，據說，婚前已經和多數女性（至少

五人以上）性交的男性結婚，妻子得子宮癌的機率較一般女性高。

在離婚的案例中，有很多是因「性格不合」而造成的，亦即性不一致的結果，由於彼此間不再有吸引力，無法激起性慾，當然，對性會愈來愈冷淡。

如果夫妻間性不能協調，將導致婚姻的危機，換言之，性是夫婦相處的潤滑劑，也是保持年輕的秘訣。

也許有人會說：「年紀愈大，自然對性愈疏遠，這是不得已的……。」不可否認，人上了年紀，體力會衰竭，逐漸喪失年輕時的活力，然而，只要充分補給養分，縱然屆臨銀婚時代，仍能享受性生活。

2. 攝取核酸能永保年輕

美國盛行「防止老化和成人病的核酸療法」，能夠返老還童，是由B・佛朗克所提倡的。根據他的說法，核酸是促進人類返老還童的主要物質，所謂「老化」是細胞的退化，因此，當細胞開始退化時，直接給予營養物質（即核酸），增強細胞的活力。

核酸以DNA核酸和RNA核酸較著名，DNA可視為設計圖上所描繪的新細胞，RNA則是將設計圖放射出來的物質。

因此，只要能補給核酸，促進細胞的新陳代謝，即能年輕，根據佛朗克博士的說法，能比實際年齡少六～十二歲。

含豐富核酸的食物有啤酒酵母、小麥胚芽、麥糠、菠菜、蘆筍、蘑菇、魚（尤其是沙丁魚、鮭魚、硬嘴沙丁魚）、雞肝、麥片、洋蔥等。

根據佛朗克博士的指示，每個星期能夠攝取七次（等於每天一次）的海產食物；其他，每天喝二杯脫脂牛奶，一杯果菜汁或水果，以及四杯礦泉水。

佛朗克博士的臨床實驗證明：適當補給RNA和DNA以及完全食餌療法，能使患者在二個月內恢復昔日神采，若能同時服用維他命，效果更顯著。具體而言，維他命P、C每天一公克，分做上午、下午二次，以及啤酒酵母四～六小匙。

除此以外，還需要多攝取蛋白質。以下是蛋白質飲食，介紹給大家參考：大豆蛋白質粉末二大匙、燐脂質粉末一大匙、啤酒酵母二大匙、紅花油一大匙

（不敢喝者可免去此物質）等，混合牛奶或果汁，只要每天飲用一杯，體力充沛，永保年輕。

二、陽痿可以避免

1. 陽痿導因於營養不足

近年來，美國陽痿的罹患率愈來愈高（即男性機能障礙），而且除了中高年齡的男性外，甚至已蔓延到年輕人，堪稱是一種社會問題。

根據艾特拉博士的說法，由於害怕失敗或對性的無知，以致行性生活時負擔過重，引起性無能或因自卑感作祟，或因性雜誌的氾濫、性資訊充斥等。

營養缺乏也是因素之一，首先，把心理上引起陽痿做一介紹：

①對性產生恐怖感。畏懼之心抑制了陰莖勃起或早洩的現象，恰如，害怕失敗者，就會受到挫折；抱定必勝決心者，就會成功的心理，因此，唯有驅逐

心理障礙，才能治癒陽痿。

②對性的無知。例如，以為自慰是一種罪惡、不正常的行為，導致身心失去平衡，終於患了陽痿。

③性資訊氾濫，導致對自己的性器官感到自卑。大家須知，健全的性生活才是婚姻美滿的基礎，千萬別受大眾傳播及A片的影響。

④性交頻度的問題。這因人而異，實在不需要與他人比較，因為對異性的本能、興趣，熱能，都會左右「性」。

⑤女性的反應亦能導致男性陽痿症狀。根據佩魯哈博士說法，妻子性格放蕩、性慾高、經常抱怨、批評等，其丈夫容易產生陽痿現象。

⑥倦怠感，以中年以後的夫婦較常見，一樣的性交姿勢、一樣的地點、一樣的時間、一樣的滿足，容易產生陽痿。性是生殖行為，也是幸福的基石，因此，必須夫妻倆共同維護。

此外，營養問題亦是造成陽痿的根源。體內熱能不足，容易產生性無能。

2. 維他命E能維護男性機能健全

治療因營養缺乏造成的陽痿症，首先，須攝取維他命E，維他命E又名「性的維他命」，它是恢復年輕的維他命，其效果有下面幾種：

・提高及強化細胞的作用，又能促進末梢血流，把氧氣及營養送至全身各處，幫助您挽回年輕的風采。

・維他命E不足的老鼠，下半身會衰弱或不遂。腳的退化連帶性機能的衰弱。維他命E能使、血液循環順暢，預防下半身老化及性無能。

・維他命E能改善睾丸中的血流，促進男性荷爾蒙的分泌、提升精力、增強精子數，亦能治療不孕症。

・維他命E對腦下垂體有效，能調整自律神經。自律神經會影響人體的生存及性機能的強弱。

・維他命E能提高荷爾蒙的分泌、調整其作用。

・維他命E能補給全身的氧氣。當性達到高潮時，呼吸變得急促，體內需要更多的氧，如果能即時補給維他命E，補充缺失的氧，提高精力，可防止性交時意外死亡。

如果，只為了預防精力衰退，避免產生陽痿的現象，則每天必需攝取一百IU；若已有陽痿情況發生的人，最好每餐飯前三十分鐘，吃下一百IU的維他命E。

萬一是無法勃起，每天除了一千IU的維他命E外，還需要五十mg的亞鉛以提高男性機能和生殖機能，和六小匙的啤酒酵母，大體上已經足夠。如果您想更強壯，可再補充小麥胚芽油三大匙、PABA（安息香酸）一百mg、葉酸一mg、燐脂質三大匙、海藻粉末二小匙、維他命C一公克、甘油三小匙等，總之，只要諸位遵照上述方法，即可避免陽痿症狀。

自我注意事項：首先，重視食物的選擇，多攝取亞鉛含量豐富的牡蠣、雞蛋、蔥、向日葵種子、南瓜種子等、還有含多種維他命和礦物質的杏仁、牛奶、乳酪、奶油、食物油，同時，最好能戒菸。

根據俄羅斯學者的研究，吸菸者較容易患陽痿，因菸草中尼古丁會破壞性腺、引起性中樞機能遲鈍，避免吃肉食，市面上販賣的肉類含有動物成長荷爾蒙，會破壞人類生殖能力。此外，儘量少吃精製食品或速食品。

自古以來，民間流傳著治療陽痿的方法，如埃及利用蘿蔔療法、羅馬利用洋蔥療法、法國利用青蛙腳，日本採取大蒜精。此外，其他強精食品有香菇、紅蘿蔔、菠菜等。

3. 維他命E能治療前列腺障礙

前列腺障礙大多數導因於：停止性愛、實行禁慾生活、故意不射精、僅求性與奮而已等。

前列腺障礙可稱為男性更年期障礙，以六十歲以後的男士較多。不過，缺乏性生活者，可能由四十歲或五十多歲起就感染此症狀。

前列腺能分泌精液，一旦其機能降低，會逐漸腫大，壓迫尿道，以致排尿困難，因此，當尿液排出體外前，需耗費掉四～五秒鐘時，可能就是前列腺異常。

治療方法中的營養療法是，每天將六百～一千ＩＵ的維他命Ｅ，分做二、三次，在飯後攝取，以促進細胞的再生、調節荷爾蒙的分泌。

由動物實驗得知，攝取維他命Ｅ者，能延長三十％的壽命。

總之，維他命Ｅ是維持年輕的原動力。

其次，還需要維他命Ｃ（有利尿作用），每天一～三公克，分做三次在飯後攝取；急性患者，每天五～八公克，才能達到治療效果。

維他命Ｂ群中以B_6醫治前列腺障礙的效果最大，因此，每天最好再攝取含B_6的啤酒酵母三～六匙，以及補給五十mg的亞鉛。

其它，發粉內所含的礦物質和維他命Ｂ群，能促使前列腺正常化，與維他命Ｆ（必須脂肪酸）一併服用，功效更顯著；燐脂質是前列腺的構成物質，有必要攝取；此外，高年齡者，更需要充分補給蛋白質。

自我注意事項：養成規律的起居生活，和紮實的性生活、常到戶外散步，以及儘量避免飲用咖啡、酒精類、強烈刺激食物。

雖然目前尚未發現男性結紮的弊端，然而，誰敢保證能安然無恙，為預防後遺症，最好每天攝取一～三公克的維他命C，和五百IU的維他命E。

三、維他命增加女性的魅力

當先生性慾蓬勃時，妻子卻有氣無力，很容易影響夫妻間的感情，導致外遇的情況，因此，夫婦彼此都應該共同維護性生活。

維他命E稱為性的維他命，女性同樣適用，是由艾潘斯和比普休博士所發現，其化學名 **tocopherol**（生育素），**toco** 是小孩，**pher** 是懷孕，**ol** 是指酒精，即「製造小孩的酒精」。

在白老鼠實驗中，發現它們的繁殖能力很強，產後二小時，就具備生育能力，但只要杜絕維他命E食物，自然失去懷孕本能。若再給與它們小麥胚芽油（含豐富的維他命E），又會再度懷孕，由此可證明，維他命E能促進胎兒的形成，對不孕症女性有效。

法國是浪漫的國度，法製「愛的維他命」提供各位參考：（分為女性用和

男性用二種）

女性：成分是維他命Ｅ四百ＩＵ，韓國人參精一百mg，牡蠣殼粉丸mg。

男性：成分是維他命Ｅ四百ＩＵ，亞鉛五十mg，韓國人參精一百mg，牡蠣殼粉二五mg。

牡蠣殼含豐富的鈣、鎂、銅等物質，再加上人參精，的確能提高性生活。

第九章　認識維他命

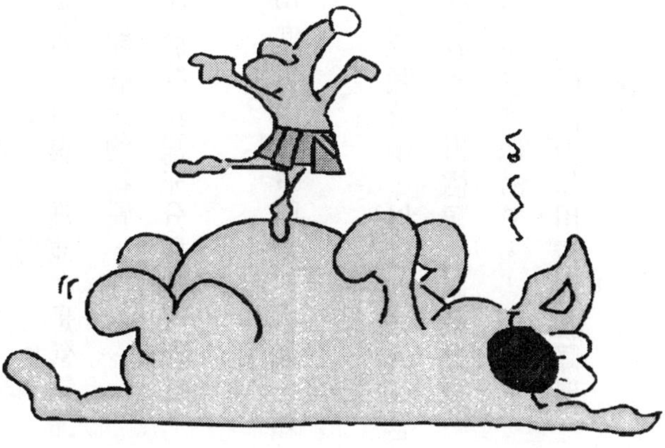

一、飯後服用維他命對身體有益

維他命能治療癌症，相信您已承認維他命的威力，再說，維他命是營養品不是藥，能維持人體的正常機能，是日常生活中不能缺乏的物質。

有少數的維他命，體內本身無法製造，又無法從飲食裡充分攝取，因此，唯有按時補給，才能維護人體健康。

食物內所含的維他命，屬於天然物質，而市面上所販賣的是以膠囊、顆粒、粉末等出售，是由食物中提煉出來的。

令人訝異的是，自然維他命屬於鹼性食物。黃色蔬菜中，以維他命A的含量較多；米的胚芽或酵母中，則以維他命B群含量較多；柑橘類、薔薇果實，維他命C含量較豐富；大豆、小麥胚芽、玉米油含多量維他命E。

攝取多量維他命，除了能促進健康外，不會引起任何副作用或胃腸障礙。同時，一種食物內，通常含多種維他命P、C二種營養物。

天然維他命具有強化維他命本身及防止物質被分解的優點，因此，最好以天然維他命代替合成維他命。

維他命最好在飯後服用，效果較顯著，又因是有機物質，必須與其它的食物或礦物質一起攝取。維他命B群和C同是屬於水溶性維他命，會迅速被分解排出體外，因此，分做三次，每餐飯後攝取為宜，最起碼也得分做早晚二次，如果您堅持一天服用一次，最好在晚餐後食用，因晚餐的食量最多。

維他命依照英文字母的順序命名，下面將逐一介紹，其種類之多或許會令人驚訝，然而，自然界中仍存在多種維他命，至今未被發覺，可知維他命分佈甚廣，意義深遠。

現在，讓我們一同進入維他命的國度裡：

二、維他命A能維護眼睛健康

維他命A能防止夜盲症或視弱，可治療眼疾，強化呼吸器官抵抗傳染病，又能維護組織及外層的健康並延長壽命，對骨骼、皮膚、頭髮、牙齒的健康有幫助。同時，能當做青春痘治療劑，塗抹在患部，此外，亦能治癒浮腫、甲狀腺。

維他命A分為二種：一是動物性食物，如樹脂餾油；二是包含在植物性食物內，乃真正的維他命A。以上二種屬於油溶性，最好和脂肪一起服用，以便能被腸壁完全吸收，同時，維他命A具有儲蓄性，不需要大量飲用。

【缺乏症】

罹患眼球乾燥症、夜盲症等眼睛方面的疾病，骨骼、牙齒發育不良，皮膚或黏膜上皮角化。

【補　給】

成人每天平均量一萬ＩＵ，可由天然甘油或水溶性醋酸鹽、棕櫚酸中攝取，以後者較好，尤其是長青春痘者，不宜食用甘油。

有青春痘者，最好每天補給一萬～二萬五千ＩＵ的維他命Ａ為宜。

【毒　性】

連續服用一萬IU以上，會產生副作用，尤其是小孩每天攝取一八五〇IU以上，將引起脫毛、嘔吐、骨骼疼痛、疲勞、酸痛、肝臟病、生理不順等副作用。

【注　意】

每天攝取四百IU以上的維他命E，必須同時吸收一萬IU的維他命A。能預防癌症，因此，繼續不斷的攝取有益身體。

【含量豐富食物】

鰻魚的肝、魚肝油、豬肝、牛肝、牛奶、奶油、乳酪、強化人造奶油、雞蛋、海膽、淺草海苔、粗茶、紫蘇葉、辣椒葉、茼蒿、菠菜、蘿蔔葉、小松葉、栗子、南瓜、胡蘿蔔、黃綠色蔬菜。

＊當上記食物不足時（單身人士、旅行期間），可利用小球藻等營養補充食品來補充。

三、維他命B_1能避免神經異常

維他命B_1可促進成長，幫助消化（尤其是碳水食物），對提高精神有效，能使神經系統、肌肉、心臟機能等正常化，又能預防暈車、暈船及減輕牙痛。

維他命B_1是水溶性、無積蓄性，因此，需每天攝取。

【缺乏症】

缺乏B_1容易罹患腳氣病、浮腫、神經炎，食慾減退，消化不良、便秘，神經機能減退、疲勞、倦怠，心臟肥大、血壓異常。

【補　給】

每天攝取量以五十mg、一百mg、五百mg等三種加以變化，最好和B_2、B_6等量服用，以提高效果，如果能再加上B_{12}、班多生酸、葉酸，功效更大。

【毒　性】

大部份人都能安然無恙，唯獨少數會產生顫抖、帶狀疱疹、浮腫、神經質、激烈動悸、過敏等副作用。

【注　意】

咖啡因、酒精、女性荷爾蒙、磺胺製劑等會妨礙維他命B_1的作用，因此，愛抽菸、飲咖啡、喝酒、吃甜食的人，須與維他命C一道服用。

授乳期間的媽媽、手術後的患者、心裡負荷量沉重者，需多補給維他命B_1。

【含量豐富食物】

①酵母、米胚芽、小麥胚芽及其營養補給食品、粉末酵素食品、糖類。

②芹菜、豆類、新鮮香菇、蕎麥、穀類麵包、黃綠色蔬菜。

③肉類、牛的內臟、鱈魚子、魚肉香腸、新鮮牡蠣。

四、維他命B_2有益皮膚健康

維他命B_2為胺基酸、脂肪、碳水化合物代謝的必要物質，具有生物體氧化的氫傳作用，為細胞內物質代謝的黃素酶成分，是保護黏膜的必要物質。能促進成長、有利皮膚的健康、美化指甲、頭髮、還可防止口角炎、口腔炎、舌頭炎、提高視力、消除眼睛疲勞，與其它的維他命B群一起服用，能加強碳水化合物、脂肪、蛋白質新陳代謝。

屬於水溶性，容易被吸收，但無法積存於內臟裡。遇酸或熱稍微穩定，可溶於水。

【缺乏症】

發生口角炎、口腔炎、角膜炎、生殖器障礙等，脂肪的吸收能力減退。

【補　給】

一般需要量一百mg左右，最好能與其它的維他命B群均衡攝取。

【毒　性】

幾乎無毒性，頂多只感到麻木、微熱、癢、如針刺般疼痛。

【注　意】

懷孕、授乳期間、長期性潰瘍或糖尿病等，更應該確實補給維他命B_2。

【含量豐富的食物】

蛋、培根、泥鰍、豬肝、牛肝、蝗蟲、八目鰻、脫脂奶、調味奶、酸乳酪、牛奶、生奶油、酵母、胚芽、菠菜、韮菜、李子乾、柑橘、胡桃、小球藻、麥綠素等營養補給食品。

五、維他命B_6能促進核酸的合成

B_6能幫助蛋白質、脂肪的消化，又可促進必須氨基酸的效用。可以防止神經或皮膚的不調、避免暈船或暈車、幫助核酸的合成，以及具有自然濾尿劑的作用。萬一深夜時，突發肌肉痙攣、腿肚抽痛、手腳麻痺、神經炎等，可服用維他命B_6，能鎮靜疼痛，又因屬於水溶性，八小時內自然排出體外，不必擔憂副作用。

維他命B_6由三種成分構成，彼此密切連繫，永保協調，當體內大量耗費蛋白質時，必須補給更多的維他命B_6。

【缺乏症】

食慾不振、下痢、貧血症、口腔炎、舌頭炎、失明。

【補給】

一天攝取五十mg，同時，需補充等量的維他命B_1、B_2。

【毒性】

至今未被發覺，飲用過量，容易做惡夢、焦慮等現象。

【注意】

是分解蛋白質和消化時所不可缺乏的物質，因此，當蛋白質攝取過多時，需多補充B_6。興奮劑、口服避孕藥會增加身體對維他命B_6的需求。

【含量豐富的食物】

啤酒酵母、麥糠、麥芽、肝臟、腎臟、心臟、甘藍菜、黑砂糖、糖蜜、牛奶、蛋、牛肉、柑橘、綠色蔬菜、胡蘿蔔、核桃、豌豆。

六、維他命B_{12}能預防貧血

B_{12}能製造紅血球、防止貧血，同時，增進小孩的食慾、促進成長、提高熱量、維護神經系統正常。

還能增加集中力及記憶力的作用。屬於水溶性，效用強，與鈣一併服下，更能發揮力量，它是在腸內被吸收。

【缺乏症】

引起惡性貧血、腦損傷、神經症等。

【補　給】

成人一天需要〇・五～十mg。

【毒　性】

目前尚未發現任何副作用。

【注　意】

長期吃齋者、懷孕和授乳中的婦女、生理前、中的女性，更應該攝取B_{12}，抗痛風藥、鉀補充品均可能阻礙消化道內B_{12}的吸收。

【含量豐富的食物】

乳酪、藍酪、蚌蛤、魚、牛奶、蛋、柑橘。

七、維他命B_{13}能預防肝臟病

B_{13}一般尚不普遍，然而，歐洲却早已被承認，能促進葉酸、維他命B_{12}的新陳代謝，防止肝臟病、避免老化，亦可治療多發性硬化症。

【缺乏症】

未被發現。

【補　給】

至今未確定一天需要量。

【毒　性】

未被發現。

【注　意】

總之，它是有趣的維他命，值得大家注目。

【含量豐富的食物】

牛奶。

八、維他命 B_{15} 能消除宿醉

維他命 B_{15} 一般國家尚未承認這種維他命，但在俄羅斯已被確定，類似維他命E的作用，是抗氧化劑，能延長壽命、防止酒精中毒、預防宿醉，降低血中膽固醇值、解除疲勞、淨化體內有害物質、幫助蛋白質合成、緩和狹心症和氣喘等症狀，避免肝臟硬化、刺激免疫反應等效果。

【缺乏症】

引起腺和神經異常、心臟病、組織異常氧化。

【補　給】

成人每天需要量五十～一百五十mg，與維他命A、E一起攝取，效果更好。

【毒　性】

剛開始服用，偶爾有嘔吐現象，二、三天後自然消失，請安心使用。

【注　意】

根據亞特金先生的說法，運動選手除了需要多量熱能外，同時，得補給維他命B_{15}。

尤其居住大都市的人，飽受空氣污染及吵雜聲，應重視抗氧化維他命B_{15}：早餐後五十mg，晚餐後五十mg。

【含量豐富的食物】

啤酒酵母、糙米、未精製的穀物、南瓜種子、芝麻。

九、維他命B_{17}具有劃時代的制癌效果

B_{17}是所謂的「苦杏仁素」，係由安息香酸、特殊臭氣體化合而成，能抑制癌症，是維他命Ｂ群的寶貝，隱藏於啤酒酵母內，其效果卓越。

【缺乏症】

自然治癒力降低、容易罹患癌症。

【補　給】

一般而言，每天攝取〇・二五～一公克。

【毒　性】

一天補給量超過一公克，容易發生副作用。

【注　意】

期待B_{17}能廣泛被使用，增強體內治療、預防癌症。

【含量豐富的食物】

杏、蘋果、櫻桃、桃子、李子、油桃仁。

十、維他命H能預防禿頭和白髮

維他命H（補酵素R），屬於維他命B群，能防止白髮和禿頭，又能緩和肌肉痛、濕疹、皮膚炎等效果。

水溶性物質，合成維他命C的必需品，能促進脂肪、蛋白質的新陳代謝。

【缺乏症】

引起全身濕疹、容易疲勞、脂肪的新陳代謝異常。

【補　給】

每天十五～三十mg，可保持肌膚健康，若能和維他命B_2、B_6、煙草酸、維他命A一起服用更好。

【毒　性】

未被發現。

【注　意】

生蛋內的蛋白，會妨礙維他命H的作用，又酒精或磺胺製劑，會破壞維他命H，因此，一旦食用上述物質，請多補給維他命H。此外，亦能刺激毛髮生長，是頭髮稀疏者的福音。

【含量豐富的食物】

樹果、果實、啤酒酵母、牛肝臟、蛋黃、牛奶、腎臟、糙米。

十一、維他命C能抗癌及治療百病

維他命C（L——抗壞血酸），根據波寧博士的研究，每天攝取一～十公克的維他命C，感冒罹患率降低二五％，癌症感染率減少十五％。

維他命C其它的效用是：治癒傷口、火傷、牙齦出血、促進手術患者提早復原、防止濾過性病原體及細菌等感染、避免血管凝血及壞血病、增強細胞間的結合、延長壽命、減輕過敏現象、阻止黑色素產生等。

屬於水溶性，大多數動物由體內合成，唯獨人類、猴子、白老鼠必須靠食物的供給。

骨有機質能促進蛋白質的作用，增強身體組織細胞、血管、骨骼、牙齒的健康，缺乏維他命C，將影響骨有機質的製造及鐵的吸收。

【缺乏症】

成長延遲、容易引起壞血病、降低免疫能力及對濾過性病原體的抵抗力。

【補　給】

一天需要量〇・五～四公克，如果只攝取一次，則以三公克為宜。

玉米內的葡萄糖蘊藏豐富維他命C，與市面上販賣抗壞血酸相同，皆需同時攝取維他命P或檸檬皮素或路丁，以提高其功效。

唯獨玫瑰果實貯存的維他命C，是自然形態，隱匿多量維他命P和其他酵素，堪稱為最理想者。

心。

【毒　性】

攝取過量，偶爾有下痢、多尿、發疹等現象，但很快即能復原，請不必操心。

【注　意】

維他命C進入人體後的二～三小時，將隨著廢物排出體外，因此，需慎選食物，最好與維他命P或檸檬皮素、路丁一道服用。

香菸、一氧化碳皆會破壞維他命C，因此，愛抽菸者及居住都市裡的人，應充分補給維他C，以維護健康，此外，吃阿斯匹靈時，體內需要多一點的維他命C補助。

【含量豐富的食物】

肉、穀物、麥芽、麥糠、肝臟、腎臟、心臟、綠色蔬菜、啤酒酵母、樹果、雞蛋、天然糖蜜、鮭魚。

十二、班多生酸治療手腳疼痛有效

班多生酸（班多生酸鈣、班多生酸酒精、維他命B_5），維他命B群之一種，屬於水溶性物質，能維持細胞的形成、助長中樞神經、輔助副腎發揮功用、促進PABA（保護安息香酸）或維他命B_2複合體的效果，而且是脂肪及醣代謝不可缺乏的物質。

具體而言，有治癒傷口、製造抗體、提高免疫力、降低抗體的副作用或有害物質的侵蝕、避免手術後休克、解除疲勞等作用。

【缺乏症】

容易患低血糖症、十二指腸潰瘍，其它還有血液或皮膚的疾病。

【補　給】

成人一天標準量十～一百mg，最好與維他命B群一併攝取。

【毒　性】

至今尚未發覺。

【注　意】

關節炎患者，一天飲用一千mg，即可免去疼痛，又手腳疼痛者或壓力太大者或常攝取咖啡、酒精類以及磺胺製劑者，每天別忘了班多生酸。

【含量豐富的食物】

芹菜、辣椒、菠菜、青椒、胡蘿蔔、花菜、黃綠色蔬菜、抹茶、草莓、鳳梨、柑橘、番茄、豆類、栗子、馬鈴薯、甘藷、蓮藕、小球藻、螺旋藻等營養補充食品。

十三、防止膽固醇沈澱的物質

維他命B_2複合體，為維他命B群之一種，類似纖維醇，與脂肪、膽固醇的關係密切，具有脂肪乳化劑的作用，因此，能預防脂肪和膽固醇貯存體內。

它能流入血液及腦部，刺激記憶力，振奮腦神經，又可預防老年記憶的喪失。此外，還能鎮靜神經、加強肝臟解毒的功能，又具有乙快維生素B_2複合體聯繫神經的效果。

【缺乏症】

容易產生肝硬化、肝脂肪及動脈硬化。

【補　給】

成人一天需要量五百～一千mg，與纖維醇一併服用，效果顯著。

【毒　性】

至今尚未發現。

【注　意】

神經質及焦急不安的人，需要補給維他命B_2複合體，又由於能加強記憶力，是老年人及考生的福音。

維他命B_2複合體需和B群一併服用，又因能促進體內製造燐物質，所以，需攝取些許鈣，以保持均衡養分。

【含量豐富的食物】

蛋黃、腦髓、心臟、綠色蔬菜、啤酒酵母、肝臟、麥芽、小麥胚芽、大豆、魚、肉類。

十四、維他命D能促進骨骼生長、強化牙齒

維他命D又稱為太陽維他命，屬於脂溶性物質，可藉由紫外線的照射而產生，但當煙霧遮斷了紫外線或皮膚曬得過黑時，就無自行製造維他命D。若是口服維他命D，將同時與脂肪被腸壁吸收。

維他命D的功用：能供給鈣和磷，以促進骨骼的發育及強化牙齒，又能幫助腸壁吸收維他命A。骨質疏鬆症、軟骨症和缺乏鈣質的預防及治療上需要維他命D。

【缺乏症】

容易引起佝僂症、蛀牙、軟骨病、骨骼發育不全、老人性骨疽病、體重減

輕、食慾不振以及嬰兒抽筋等疾病。

【補　給】

成人一天需要量四百IU，不過，已感染症狀時，得增加至一萬IU。

【毒　性】

長期間攝取，將產生眼睛浮腫、皮膚痛、喉嚨異常乾燥、嘔吐、下痢等副作用，且導致鈣沈澱，血管壁、肝臟、肺、腎臟、胃部等異常。

【注　意】

城市居民、煙霧濃厚地區的住戶或夜間工作者，皆需補給維他命D。

【含量豐富的食物】

魚肝油、沙丁魚、鯡魚、鮭魚、鮪魚、牛奶、乳製品、蛋黃、肉、含有骨髓的骨粉、香菇等。

十五、維他命E是青春的泉源

維他命E為脂溶性物質。貯存在體內肝臟、脂肪組織、心臟、肌肉、睪丸、子宮、血液、副腎、腦下垂體等。

又名生育素，α、β、γ、δ所構成，具有抗氧化功用，且能防止細胞老化及阻礙脂肪化合物的過氧化，堪稱為青春的泉源。

雖是脂溶性，然而與維他命A、D不同。近似維他命B群和C，很容易達到飽和點，其六十～七十%的攝取量，將隨著大小便排出體外。

它能增進氧分輸送，加強人體耐久力或持久力，又能跟維他命A合力保護肺部，免遭廢氣侵襲。

此外，能擴張血管、防止血液凝固、分解沈澱物質、消除疲勞、治療燒燙傷、加強利尿劑的效用、降低血壓、避免流產等作用。

【缺乏症】

紅血球容易被破壞、貧血症、動脈硬化、產前及產後不調、不孕症、生殖機能降低、雀斑、老化、肌肉萎縮等。

【補　給】

市面上販賣的維他命E為膠囊包裝，一粒約五十～二百ＩＵ，一天攝取二百ＩＵ即可。治療用時，則增加到三百～一千五百ＩＵ。

二百ＩＵ的維他命E和二・五mg硒一併服用，更能發揮E的效果，但是，對油脂不能適應者，可攝取乾燥粉末。

【毒　性】

幾乎無毒素，但仍以不超過二千五百ＩＵ為準。

【注　意】

常吃肉者，體內容易貯藏不飽和脂肪酸，故需補給維他命E，但不能與鐵（硫酸第一鐵）合著吃，卻可跟有機鐵劑混合服用，前者能破壞E成分，後者則否。此外，懷孕或授乳期間的女性，和飲用自來水（含氯成分）的居民，亦需供給維他命E。

【含量豐富的食物】

小麥胚芽、麥芽、大豆、植物油、美國花菜、甘藍菜芽、葉片較多的綠色蔬菜、菠菜、強力小麥粉、含麥糠的小麥、未精製的穀物、蛋、肝臟。

十六、肥胖者的救星——維他命F

維他命F（不飽和脂肪酸、亞麻仁油酸），為脂溶性物質，能防止膽固醇附著於動脈上，同時可美化皮膚及保護頭髮。

又能避免X光的危害、促進腺活動、加強鈣的作用，對心臟病患者有利。

此外，由於能燃燒飽和脂肪酸，可減輕體重。

【缺乏症】

引起濕疹、青春痘等。

【補　給】

單靠飲食的攝取量仍嫌不足，每天要補給一百～一百五十mg的膠囊狀物。

【毒　性】

雖無副作用，但攝取過量，反而會肥胖。

【注　意】

常吃碳水化合物者和膽固醇值高的人，請確實補給維他命F，若能與維他命E一併攝取，效果尤彰。

【含量豐富的食物】

植物油、麥芽、亞麻仁、向日葵、紅花、大豆、花生、向日葵種子、胡桃、杏仁、小麥胚芽。

十七、葉酸可防止老化

葉酸，屬於維他命B群，是水溶性物質，能加強骨髓製造紅血球的機能、促進蛋白質新陳代謝、輔助人體合成「核酸」（ＲＮＡ或ＤＮＡ）、加速細胞分裂作用等，能防止老化。

具體而言，可以防止腸內寄生蟲生存或食物腐敗、美化皮膚、鎮痛、避免貧血、預防嘴邊潰瘍。

病患不妨攝取些許葉酸以促進食慾。葉酸、班多生酸、ＰＡＢＡ（保護安息香酸）三者一齊合用，能預防白髮。

【缺乏症】

營養性貧血為其代表性症狀。

【補　給】

一天攝取量四十mg，最好與其它維他命合用。

【毒　性】

引起過敏性皮膚炎。

【注　意】

懷孕或授乳期間的女性，葉酸攝取量較平日多加一倍，又經常喝酒的人及每天服用二公克以上維他命C者，皆需要多補給些葉酸。長期居住療養院患者，得多補充葉酸，以加強抗體。經常服用阿斯匹靈者，尤需要葉酸。

【含量豐富的食物】

深綠色蔬菜、紅蘿蔔、啤酒酵母、肝臟、蛋黃、杏、南瓜、豆類、含麥糠的小麥、黑麥粉、牛奶、奶製品、肉類、牡蠣、鮭魚。

十八、纖維醇能降低膽固醇值

纖維醇，屬於維他命B群，是水溶性物質，當與維他命B_2複合體結合時，能製造燐肪質，促進脂肪或膽固醇的代謝作用、降低膽固醇值、防止掉髮、美化頭髮、預防濕疹。

【缺乏症】

容易引起濕疹。

【補　給】

成人一天量約一公克。

【毒　性】

至今尚未發現。

【注　意】

跟維他命B_2複合體或其它維他命B群服用，非但能促進彼此間效果，且能提高維他命E的作用，但是，維他命B_2複合體和纖維醇都會增加燐質，所以，宜再補給鈣，以維持體內均衡狀態。

如果您嗜好酒或咖啡，更不可缺乏纖維醇。

【含量豐富的食物】

肝臟、啤酒酵母、牛的腦髓和心臟、葡萄柚、葡萄乾、柑橘、麥芽、天然糖蜜、黑砂糖、花生仁、甘藍菜、小麥胚芽。

十九、維他命K可預防出血

維他命K，屬於脂溶性維他命，由腸內細菌自製，是凝血因子的基本物質或製造凝血酶原不可缺乏的維他命，能防止內出血、一般出血以及月經出血過多等。

【缺乏症】

小兒脂肪便秘症、大腸炎等。

【補　給】

一日量三十mg，只要飲食習慣正常者，不需另外補充維他命K。

【毒　性】

攝取五十mg以上的合成維他命K，有可能產生副作用。

【注　意】

每天確實飲養樂多等食物，可預防下痢。經常流鼻血，可服用紫色苜蓿粉末。此外，新生兒應該投與維他命K。

【含量豐富的食物】

養樂多、紫色苜蓿、蛋白、紅花油、大豆油、魚肝油、大型海藻、葉片較多的綠色蔬菜。

二十、煙草酸能維護腦部正常

煙草酸（煙草酸氨基、尼古丁酸、尼古丁氨基酸），是必須氨基酸之一的胰化氨基酸，透過維他命B_1、B_2、B_3、B_6幫助而產生的。同副腎皮質荷爾蒙和胰島素，它能促進性荷爾蒙的分泌、加強腦的機能以及強化神經。

具體而言，它可以使消化器官作用正常，避免胃腸障礙、強健皮膚、緩和偏頭痛、減輕下痢症狀、消除梅尼艾氏病的不快感、促進食物代謝、增加熱能、防止氣喘、緩和嘴邊潰瘍、降低膽固醇等。

【缺乏症】

引發義大利癩病（皮膚病之一）、憂鬱病、性格變得消極等症狀。

【補　給】

煙草酸市面上以晶狀或粉末出售，每天攝取五十～一百mg即可，最好同纖維醇一道服用，以預防發燒，若再加上B群或煙草酸氨基（尼古丁氨基酸），更能避免發燒。

【毒　性】

本無毒性，但攝取一百mg以上時，偶爾產生過敏症、皮膚癢或痛。

【注　意】

同時服用抗生物質而發燒時，只要以煙草酸氨基代替煙草酸，體溫自然下降。此外，對陽光產生皮膚過敏或膽固醇較高者，都需補給煙草酸。

【含量豐富的食物】

肝臟、瘦肉、含麥糠的小麥、小麥製品、啤酒酵母、腎臟、麥芽、魚、蛋、花生、棗、無花果、乾李子、牛奶、奶製品。

二十一、維他命P有強化毛細血管的作用

維他命P（維他命C複合體、生體黃鹹素、路丁、檸檬皮素等）為水溶性，與黃鹹素性質相同，由檸檬皮素及路丁造成，黃鹹素能產生柑橘類色澤的物質，可透過毛細血管並且強化其功效，它也有輔助維他命P、C及增加維他命C結合組織的效果。

總之，維他命P必須和C相輔相成，可避免維他命C受破壞，增強抵抗力、防止或治療牙齦出血、重傷、扭傷，同時可避免浮腫。

【缺乏症】

毛細血管破裂症。

【補　給】

維他命C和P以五比一為標準，即五百mg的維他命C，需一百mg的維他命P。薔薇果實中已含豐富天然維他命P、C，因此，不需另外再攝取。

【毒　性】

至今尚未發現。

【治　癒】

停經期女性和運動員，尤其需要多補給維他命C和P。

【含量豐富的食物】

薔薇果實、檸檬、橘子、葡萄柚、杏、黑漿果、櫻桃、葡萄、蕎麥。

二十二、PABA可以防止皺紋

PABA（保護安息香酸），屬於維他命B群，是水溶性物質。能促進葉酸、蛋白質及班多生酸的作用。

又能代替軟膏，有防止日曬、減輕燒燙傷的疼痛、保健皮膚、潤滑皮膚、預防皺紋、維持頭髮色澤等作用。

【缺乏症】

容易引起濕疹等症狀。

【補　給】

每天以三十～一百mg為標準，一天分做若干次時，可增加到一千mg。

【毒　性】

不清楚。但是長時間飲用過度，容易引起嘔吐等副作用。

【注　意】

葉酸和PABA的配合，能防止頭皮老化，因此，禿頭或白髮的人，不妨每天攝取一千mg的PABA，以及葉酸，一星期六天為宜。

將含PABA的軟膏抹在皮膚表面，可以防止日曬和皺紋，服用盤尼西林者，需多攝取含PABA的啤酒酵母。

【含量豐富的食物】

肝臟、啤酒酵母、腎臟、未精製穀物、麥芽、小麥胚芽、黑砂糖、糖蜜、肉類。

二十三、維他命T能治療貧血症

維他命T，幫助血液凝固作用及血小板的產生，其效果尚未十分明確。似乎能預防貧血或血友病。在芝麻及蛋白中含量頗多，至於它的攝取量及有否副作用至今未被確定。

【含量豐富的食物】

芝麻、蛋黃。

二十四、維他命U能治療潰瘍

維他命U，即含硫磺的胺基酸系化合物，食物中以甘藍菜維他命U最多，又稱作抗潰瘍性維他命，是胃腸藥（如俾胃壯）的主要成分，至今尚未發現副作用。

維他命U能輔助體內核酸的形成，間接影響蛋白質的製造，進而促使潰瘍部分癒合。

【含量豐富的食物】

甘藍菜、萵苣、荷蘭芹菜、蘆筍。

※　　※　　※

僅由平日飲食中很難達到體內養分均衡，既然如此，是否該忽視飲食呢？絕對不可。我們都知道，精製食品或加工食品總是缺乏維他命或礦物質，因此，三餐宜選購自然食物為菜餚。

因為天然食物中含有維他命或礦物質的優點。但是，並非飢不擇食，必需謹慎擬訂菜單，決定維他命及礦物質的攝取量，才能達到預定效果，所以，下面將按照維他命別和礦物質別做介紹，供各位參考。

二十五、含礦物質豐富的食物群

・含鈣豐富的食物：牛骨粉、牛奶、奶製品、乳酪、大豆、沙丁魚、鮭魚、花生、胡桃、向日葵種子、乾燥豆、綠色蔬菜、黑砂糖。

・含氯豐富的食物：肉、貝殼類、玉米油、啤酒酵母、未精製穀類。

・含鈷豐富的食物：乾燥豆、豌豆、含麥糠的小麥、曬乾李子、牛肝臟、蝦類海產物、豆類、葡萄乾、牛骨粉、黑砂糖。

・含氟豐富的食物：海產物、動物膠、含氟的飲水。

・含碘豐富的食物：海產物、海藻、洋蔥、在含碘土壤栽培的蔬菜。

・含鐵豐富的食物：豬、牛的肝臟、豬心、牛心、腎臟、生的蛤蜊、曬乾桃子、瘦肉、蛋黃、牡蠣、果樹、豆、蘆筍、糖蜜、麥片、魚、蘋果。

・含鎂豐富的食物：無花果、檸檬、葡萄柚、玉米、杏仁、樹果、蘋果、菠菜、綠色蔬菜、蜂蜜、牛骨粉。

‧含錳豐富的食物：樹果、深綠色蔬菜、豌豆、鳳梨、肝臟。

‧含鉬豐富的食物：深綠色蔬菜、穀粒、豆類。

‧含燐豐富的食物：魚、肉類‧肝臟、心臟、未精製果類、雞蛋、樹果、種子、乳酪。

‧含鉀豐富的食物：柑橘類、葡萄乾、無花果、桃子、香蕉、薄荷、番茄、馬鈴薯、綠色蔬菜、向日葵種子、黑砂糖、海產物。

‧含矽豐富的食物：大蒜、麥芽、麥糠、魷魚、洋蔥、番茄、花菜。

‧含鈉豐富的食物：海產物、貝殼類、紅蘿蔔、甜菜、牛肉乾、腦髓、腎臟、臘肉、牛奶、乳酪、醃浸物。

‧含釩豐富的食物：魚類。

‧含硫磺豐富的食物：牛肉、乾豆、魚、蛋、貝、乳酪、小麥胚芽、大蒜、甘藍菜、蔥、韮菜。

‧含亞鉛豐富的食物：牡蠣、肉（尤其是豬的腰肉）。

‧含麥糠的小麥：啤酒酵母、南瓜種子、蛋、脫脂奶粉、大豆、菠菜、香菇、肝臟。

二十六、利用食物維他命的秘訣

經由上述，想必您已了解周遭食物所含的維他命或礦物質，如果生吃，養分全進入體內。但有些食物不適合生吃，必須烹飪料理後才能入口，因此，必須事先清楚各類食物性質，使其達到最高效用。下面提出幾點烹飪時應該注意事項，供參考：

- 含維他命B群或維他命C的新鮮蔬菜，不可浸水過久。
- 冷凍食物營養價值較罐頭高，但是，突然解凍會降低其養分，因此，以裝在袋子裡煮為佳。
- 銅鍋會破壞維他命C、葉酸、維他命E等，應避免使用。
- 使用鐵鍋，可以補給鐵分，但卻破壞維他命C成分，宜選用玻璃鍋。
- 烹飪時，原則上水要少，料理時間短，使養分的損失量達到最低限度。

・玻璃瓶內的牛奶，切莫置放在陽光下過久，避免喪失維他命A、B_2、以及D的成分。

・馬鈴薯皮具有多種維他命，切勿捨棄不用。

・蔬菜葉片的水分和食物因熱滲出的水分，皆含豐富維他命或礦物質，宜利用來烹調，水果罐頭應該連湯一起飲用。

・炒蔬菜時，不宜摻入蘇打等鹼性物質，以免浪費掉維他命B_1或C成分。

・一次購買大批新鮮蔬菜和水果時，最好冷凍保存，大約損失十％的維他命，否則將損耗更多的養分。

・蔬菜中維他命A（胡蘿蔔素）跟油一道烹調，較容易被體內吸收，例如，紅蘿蔔加水煮，只有三十％的胡蘿蔔素被人體利用，反之，滴入少量油，則能吸收到七十％的胡蘿蔔素。

・魚沾血的部分或魚皮所含的維他命或礦物質較魚肉多，更能供給體內所需的養分。

・加熱時，維他命C喪失掉一半，但因煮熟後體積縮小，食用量加多，因此，能攝取到和生吃等量的維他命C。

二十七、從現在起應改善飲食生活

各位已經了解從食物中攝取維他命和礦物質的秘訣，前面也述說過天然食物有益身心，即足夠的養分，適當的運動和充分休息。事實上，大部分人都重視色、香、味而已，導致長期間攝取精製加工食品，增加體內各組織的負荷，降低自然治癒力，甚至併發成人病。

所以，鼓勵各位實行下面飲食生活：

- 以黑砂糖或蜂蜜代替精製白砂糖。
- 咖啡或紅茶內不加白砂糖。
- 以天然海水鹽代替精製食鹽。
- 以未精製小麥粉或蕎麥粉代替精製小麥粉。
- 改吃糙米飯、胚芽米飯或者麥飯。

‧以天然奶油代替人造奶油。
‧以天然蘋果醋或米醋代替合成醋。
‧以植物性飲食代替動物性飲食。
‧以天然牛奶代替加工奶，儘量吃乳酪和養樂多。
‧以百分之百鮮果汁或蔬菜汁代替可樂等飲料。
‧不吃含防腐劑的食物，改吃新鮮天然食物。
‧以季節生產的食物代替冷凍食物。

只要有決心，有毅力，一定能改掉不良飲食習慣，重建有規律的生活，也唯有善加利用維他命及礦物質，才能強健身心，衝勁十足。

二十八、有效補充維他命料理

1. 煎蛋捲（一人份補充維他命A）

【材料】蛋一個，蒲燒鰻魚二五克，三葉菜根十克，芝麻油一小匙（五克），板紫菜三克。

【作法】

①先將蒲燒切成一公分的寬度放在一旁待用。

②配合煎蛋器將三葉菜根切成適當長度。

③板紫菜對切成兩半。

④加熱煎蛋器後倒入芝麻油及打散的蛋，並鋪上紫菜。

⑤上面放置鰻魚、三葉菜根，依照煎蛋捲的要領捲好。

2.菠菜炒豬肝（一人份補充維他命A）

【材料】菠菜一百克，豬肝三十克，鹽少許（○・五克），胡椒少許（○・五克），醬油½小匙（三克），米酒½小匙（三克），人造奶油一小匙（四克），太白粉一小匙（三克）。

【作法】

①豬肝切成薄片，先用米酒、醬油醃漬後待用（約三十分鐘）。

②菠菜洗淨切成四公分長。

③在加熱的鍋內放入人造奶油，將①的豬肝沾太白粉後放入鍋內煎煮。

④煎好的豬肝置於盤中，在同一鍋中快炒菠菜。

⑤再將豬肝倒入鍋中，撒上鹽及胡椒調味，稍加拌炒後即可起鍋。

3.韮菜炒蛋（一人份補充維他命A）

【材料】韮菜五十克，蛋一個（五十克），鹽少許（○・五克），胡椒少許（〇・五克），芝麻油一小匙（四克）。

【作法】

①將韮菜切成五公分的長度放在一旁備用。

②將煎鍋加熱，倒入芝麻油、韮菜、鹽、胡椒及打散的蛋汁，快炒後熄火。

4. 綠花椰菜炒花生（一人份補充維他命B_1）

【材料】綠花椰菜六十克，花生七克，賈如果十克，A調味料：英國辣醬油一小匙（五克），鹽少許（〇・五克），胡椒少許（〇・五克），醬油½小匙（三克），酒½大匙（七克），芝麻油一小匙（四克）。

【作法】

①將綠花椰菜切成一口大小。

②煎鍋加熱，放入綠花椰菜、花生、賈如果一起炒。

③用調味料調味。

5. 炸豬肉塊（一人份補充維他命B_1）

【材料】豬里肌肉六十克，低筋麵粉一大匙（八克），蛋¼個（十二克），炸油，芝麻一大匙（九克）。

【作法】

①豬里脊肉切成一口大小。

②依序沾上低筋麵粉、蛋、芝麻放入油中炸（中溫）。

6. 乾果煮豬肉（一人份補充維他命B_1）

【材料】薄片豬腿肉二片（四十克），李子乾二個（十克），杏仁乾二個（十克），番茄醬，洋蔥二十克，高湯塊¼個（一克），鹽少許（〇・五克），胡椒少許（〇・五克），太白粉一小匙（三克），水一杯。

【作法】

①用薄片豬腿肉包住李子乾、杏仁乾後沾太白粉。
②洋蔥切成碎屑。
③加入番茄醬、高湯塊、鹽、胡椒、水一起煮。

7. 煎牛肝（一人份補充維他命B_2）

【材料】牛肝六十克，鹽少許（〇・五克），胡椒少許（〇・五克），牛奶一大匙（十七克），奶油一小匙（四克），太白粉一小匙（三克）。

【作法】
①牛肝切成薄片待用。
②將牛肝放入加有鹽、胡椒的牛奶中浸泡三十分鐘。
③在熱煎鍋中放入奶油，然後將沾太白粉的牛肝置於鍋中煎熟。

8. 裙帶菜蛋花湯（一人份補充維他命B_2）

【材料】蛋½個（二五克），裙帶菜十克，乾香菇一朵（三克），高湯塊

¼個（一克），鹽少許（〇・五克），胡椒少許（〇・五克），芝麻½小匙（一・五克），水一杯。

【作法】

①乾香菇用水泡開。

②裙帶菜切成一口大小。

③蛋打散。

④在鍋中放入水及切成一公分長度的乾香菇。

⑤高湯煮開後加入鹽、胡椒調味，最後再倒入裙帶菜及蛋花，撒上芝麻即可。

9. 雞蛋乳酪烤菜（一人份補充維他命B_2）

【材料】蛋一個（五十克），加封乾酪四十克，A調味料：牛奶⅓杯（六十克），小麥粉½大匙（四克），奶油½大匙（六克），鹽少許（〇・五克），高湯塊¼個（一克）。

【作法】

①用A的調味料做成白色調色醬。奶油置於鍋中溶解後加入小麥粉，用牛奶調拌以免結塊。

②雞蛋煮熟切成圓片。

③雞蛋置於烤盤，上面塗抹①的白色調味醬及乳酪，在二五〇度的烤箱中烤十五分鐘。

10. 什錦沙拉（一人份補充維他命B_2）

【材料】蟹肉二十克，油漬沙丁魚二條（二十克），干貝（罐頭）一個（十五克），萵苣¼個（八十克），高麗菜四十克，小黃瓜¼條（二十五克），穎割菜½包（十克），A調味料：鱈魚子⅓份（一克），橄欖油½大匙（六克），鹽少許（〇・五克），胡椒少許（〇・五克），檸檬十克。

【作法】

①萵苣、高麗菜、小黃瓜切絲。

②油漬沙丁魚對切成兩半。
③將A的調味醬材料全部混入。
④將全部材料裝盤，淋上調味料即可食用。

11. 牡蠣蜆味噌湯（一人份補充維他命B_2）

【材料】牡蠣（生）三個（六十克），蜆二十克，乾香菇一朵（三克），高湯一杯，味噌一大匙（十八克），三葉菜二十克。

【作法】

①乾香菇用水泡開後切絲。
②將高湯倒入鍋中，放入蜆、牡蠣、乾香菇，煮開後放入味噌。
③盛於碗中加入三葉菜即可。

12. 豬肝烤菜（一人份補充維他命B_2）

【材料】豬肝四十克，洋蔥二十克，飯⅓碗，鹽少許（〇・五克），胡椒少許（〇・五克），高湯塊¼個（一克），巴馬乾酪十克，奶油一小匙（四克）。

【作法】

①豬肝切碎。
②洋蔥切成細末。
③在熱鍋中放入奶油，爆香洋蔥後再倒入豬肝、飯拌炒。
④撒上鹽、胡椒及高湯塊調味。
⑤放入烤盤中，上面撒上起司粉，置於二五〇度的烤箱中烤二十分鐘。

13. 花椰菜南瓜沙拉（一人份補充維他命C）

【材料】花椰菜五十克，南瓜五十克，A調味料：檸檬汁一大匙（九克），醬油⅓小匙（二克），芝麻⅓小匙（一克）。

【作法】

①花椰菜、南瓜切成一口大小。

②各自煮過。

③混入A的調味料做成調味汁。

④花椰菜、南瓜盛盤淋上調味汁。

14. 菠菜水田芥沙拉（一人份補充維他命C）

【材料】菠菜五十克，水田芥五十克，檸檬一塊（十克），培根二十克，鹽、胡椒少許（〇・五克），A調味料：沙拉油½少許（二克），檸檬汁½大匙（九克），鹽、胡椒少許（〇・五克），洋蔥五克。

【作法】

①菠菜只取從葉尖算起三分之一的部分。

②將①清洗後切成一口大小。

③水田芥切成三公分的長度。

④培根細切，炒過後撒上胡椒、檸檬汁放在一旁。

⑤混合A的調味料做成調味汁。

⑥將材料盛盤並淋上調味汁。

15.高麗菜芽番茄湯（一人份補充維他命C）

【材料】高麗菜芽八十克，洋蔥二十克，培根二十克，芹菜五克，番茄醬二大匙，高湯塊¼個，水一杯。

【作法】

①洋蔥與培根切碎。

②放入鍋中充分拌炒。

③加入高麗菜芽、水、高湯塊同煮。

④用番茄醬調味。

⑤盛出後撒上芹菜屑即可。

16.青椒釀肉（一人份補充維他命C）

【材料】青椒一個，絞豬肉三十克，韭菜十克，高麗菜二十克，鹽少許

（〇・五克），胡椒少許（〇・五克），太白粉½小匙，沙拉油一小匙（四克）。

【作法】

①韮菜、高麗菜切碎。

②在絞肉中撒上鹽、胡椒調味，充分調拌。

③青椒對切成兩半，去籽，並在內側撒上太白粉。

④將②放入青椒內置於鍋中煎熟。

17. 草莓奶汁（一人份補充維他命C）

【材料】草莓八個（八十克），牛奶一杯（一八〇克），蜂蜜一小匙（七克）。

【作法】

①將草莓、牛奶、蜂蜜放入果汁機中充分攪拌。

18. 涼拌小黃瓜鰹魚乾（一人份補充維他命D）

【材料】鰹魚乾四十克，小黃瓜¼根，裙帶菜五克，醋一大匙（十五克），砂糖½小匙（一・五克），高湯一大匙（十五克）。

【作法】

①鰹魚切成小塊。

②小黃瓜切片、裙帶菜切成一口大小。

③將鰹魚乾、小黃瓜、裙帶菜混在一起。

④混合醋、砂糖、高湯與③調拌。

19. 蔥燒鮪魚（一人份補充維他命D）

【材料】鮪魚四十克，蔥五十克，高湯一杯，米酒½大匙（九克），醬油½小匙（三克），薑少許（三克）。

【作法】

①鮪魚切成一口大小，長蔥切段，薑切絲。

②高湯煮沸後放入鮪魚和蔥。

③依序放入米酒、醬油調味煮熟。

④盛盤後撒上薑絲即可。

20. 油炸沙丁魚捲（一人份補充維他命D）

【材料】正沙丁魚一條（八十克），紫蘇葉二片（四克），薑少許（五克），太白粉½大匙（五克），炸油十克。

【作法】

①正沙丁魚切作三片。

②在切片的沙丁魚中間鋪上紫蘇葉，夾入薑絲捲好，並用牙籤加以固定。

③沾太白粉放入中溫的油中炸。

21. 醋拌沙丁魚乾小黃瓜（一人份補充維他命D）

【材料】沙丁魚乾十克，小黃瓜⅓根（三十克），裙帶菜五克，醋一大匙（十五克），砂糖½小匙（一·五克）。

【作法】

①小黃瓜切成薄圓片。

②裙帶菜切成一口大小。

③用砂糖與醋做成二杯醋調拌材料。

22. 鮭魚杏仁湯（一人份補充維他命E）

【材料】生鮭魚一片（八十克），低筋麵粉½大匙（四克），紅花油一大匙（十三克），鹽少許（〇·五克），胡椒少許（〇·五克），杏仁薄片五克，芹菜少許（三克）。

【作法】

①新鮮鮭魚撒上低筋麵粉，在熱鍋中倒入紅花油煎魚。
②煎好後的魚取出，再加少許油，放入杏仁薄片、鹽、胡椒快炒。
③將炒好的杏仁薄片鋪在②的魚上。
④撒上芹菜屑即可。

23. 蘆筍胡蘿蔔拌芝麻油（一人份補充維他命E）

【材料】蘆筍二根（四十克），胡蘿蔔二十克，芝麻油一大匙（十三克），胡椒少許（〇・五克），鹽少許（〇・五克），醋一大匙（十五克），醬油½小匙（三克）。

【作法】
①蘆筍與切成一公分長方形的胡蘿蔔用水煮過。
②將煮好的蘆筍和紅蘿蔔切成三公分長放在盤中。
③將芝麻油、鹽、胡椒、醬油、醋調拌均勻後迅速加熱，然後淋在②上。

24. 奶油炒菠菜（一人份補充維他命E）

【材料】菠菜一百克，奶油一大匙（十三克），鹽少許（〇・五克），胡椒少許（〇・五克）。

【作法】

①菠菜切成三公分的長度。

②在熱鍋內倒入一半奶油炒菠菜。

③放入鹽、胡椒調味，最後再加上剩餘的奶油快炒盛盤。

25. 番茄捲（一人份補充維他命E）

【材料】蛋一個（五十克），番茄¼個（五十克），蘆筍一根（二十克），奶油½大匙（六克），鹽少許（〇・五克）。

①蘆筍切成一公分的長度備用。

②番茄切成薄片。

③在鍋內放入奶油後，然後加入打散的蛋及①、②，蓋上鍋蓋略煎。

④撒上少許鹽即可盛盤。

26. 糙米炒飯（一人份補充維他命E）

【材料】糙米飯一碗（一一〇克），菠菜（五十克），蘆筍二根（四十克），胡蘿蔔（二十克），杏仁十克，鹽少許（〇・五克），胡椒少許（〇・五克），芝麻油½大匙（六克），高湯塊¼個（一克）。

【作法】

①菠菜切成一公分長度。

②胡蘿蔔、蘆筍切細。

③杏仁以菜刀拍碎。

④芝麻油加熱，放入胡蘿蔔、杏仁快炒。

⑤再放入糙米飯同炒，並依序加入菠菜、鹽、胡椒及高湯調味。

國家圖書館出版品預行編目資料

維他命健康法／李　辰 主編
　－初版－臺北市，大展，民99.07
　　面；21公分－（元氣系列；16）
　ISBN 978-957-468-753-4（平裝）
　1.維生素　2.營養　3.食療　4.健康飲食
　411.38　　　　　　　　　　　99008325

維他命健康法

主　　編／李　　辰
發 行 人／蔡　森　明
出 版 者／大展出版社有限公司
社　　址／台北市北投區（石牌）致遠一路2段12巷1號
電　　話／(02) 28236031・28236033・28233123
傳　　真／(02) 28272069
郵政劃撥／01669551
網　　址／www.dah-jaan.com.tw
E-mail／service@dah-jaan.com.tw
登 記 證／局版臺業字第2171號
承 印 者／國順文具印刷行
裝　　訂／建鑫裝訂有限公司
排 版 者／千兵企業有限公司
初版1刷／2010年（民99年）7 月
定　價／230 元

大展好書　好書大展
品嘗好書　冠群可期

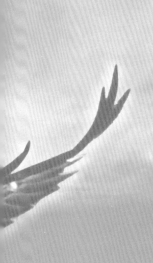

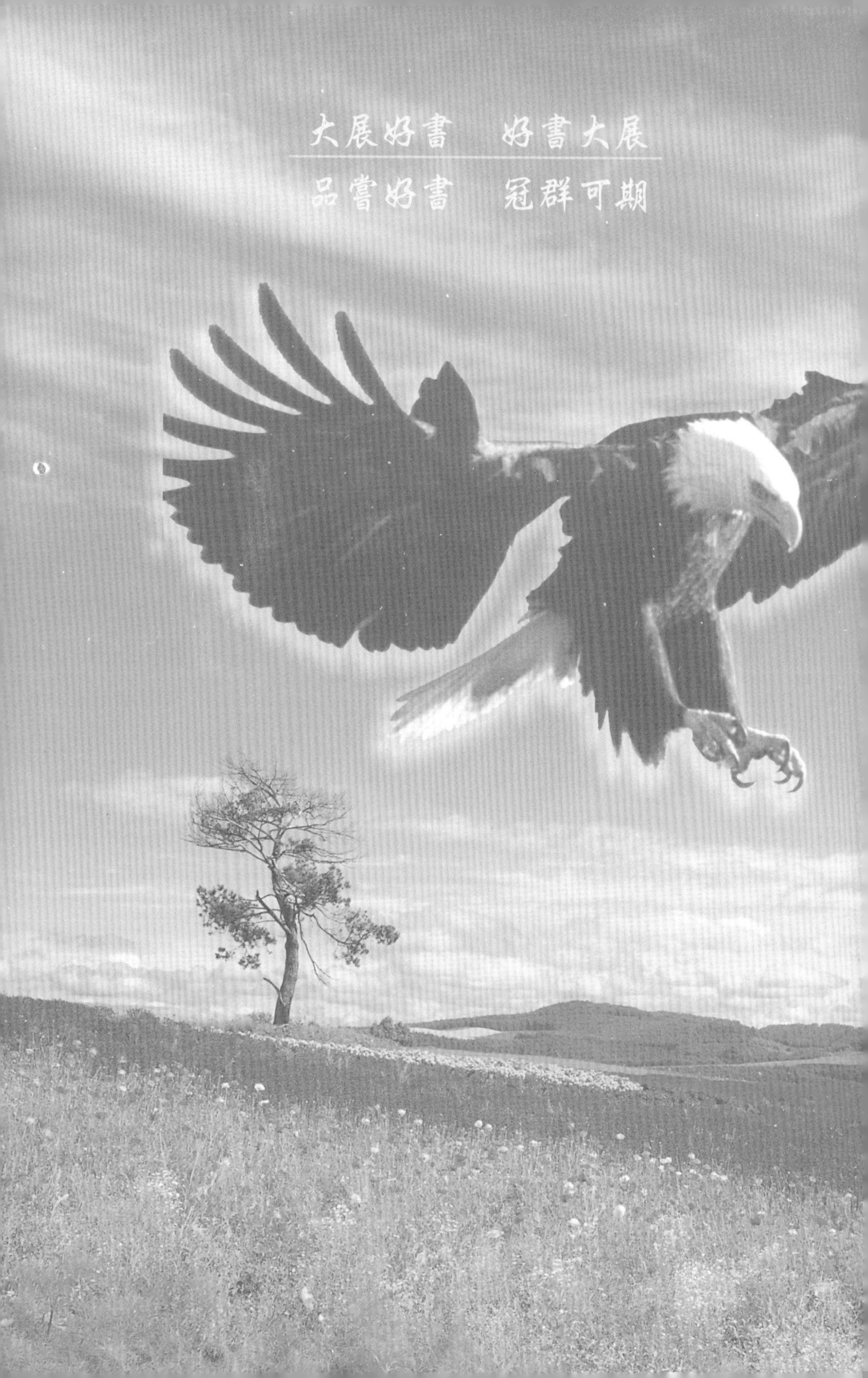
大展好書　好書大展
品嘗好書　冠群可期